针灸临床之

十三鬼穴

李勇 王通 何晓晓 主编

李凯 张博 王丹 董方方 副主编

U0388266

 黑龙江科学技术出版社
HEILONGJIANG SCIENCE AND TECHNOLOGY PRESS

图书在版编目（CIP）数据

针灸临床之十三鬼穴 / 李勇，王通，何晓晓主编
. -- 哈尔滨：黑龙江科学技术出版社, 2019.6（2024.4 重印）
ISBN 978-7-5719-0113-4

Ⅰ. ①针… Ⅱ. ①李… ②王… ③何… Ⅲ. ①针灸疗
法 – 穴位 Ⅳ. ①R224.2

中国版本图书馆 CIP 数据核字(2019)第 092977 号

针灸临床之十三鬼穴
ZHENJIU LINCHUANG ZHI SHISANGUIXUE

主　　编　李　勇　王　通　何晓晓
副主编　李　凯　张　博　王　丹　董方方

责任编辑　马远洋
封面设计　林　子
出　　版　黑龙江科学技术出版社
　　　　　地址：哈尔滨市南岗区公安街 70-2 号　邮编：150007
　　　　　电话：（0451）53642106　传真：（0451）53642143
　　　　　网址：www.lkcbs.cn
发　　行　全国新华书店
印　　刷　哈尔滨市石桥印务有限公司
开　　本　850 mm×1168 mm　　1/32
印　　张　5
字　　数　200 千字
版　　次　2019 年 6 月第 1 版
印　　次　2024 年 4 月第 5 次印刷
书　　号　ISBN 978-7-5719-0113-4
定　　价　58.00 元

内容概要

　　古代针灸文献中，十三鬼穴主要用治癫狂痫。然而时代在发展，疾病谱也在更新，近年来随着生活节奏变快，工作学习压力增大，难治性疾病（尤其是情志类疾病）越来越多，十三鬼穴适用范围扩大，也用于治疗癔症、郁证、热病、中风及难治性失眠等，其临床疗效也是显而易见的。故越来越多的中医家认识到十三鬼穴的重要性，开展了不少临床及文献方面的研究，但其质量参差不齐，临床观察及研究方法也不尽相同，评述、监控方式也五花八门，缺乏系统全面的评述，且用治各类疾病的穴位大都墨守古十三鬼穴的成规，没有因病制宜的特点。故研究关于十三鬼穴的古代文献，分解各个穴位的主治特点，以管窥不同的穴位组合用治何种疾病能达到最大的治疗效应，这是非常迫切及具有时代意义的举动，它能为针灸治疗现代更新的疾病提供具有指导意义的原则及有效的穴位组配、操作方法等，具有重大意义。

前　言

　　针灸是中华民族创造的一项举世著称的独特医学，是中华民族同疾病斗争的经验总结。它早在两千多年前就开始形成了自己的理论体系，内容丰富，一直指导着临床实践，它是我国医药学伟大宝库中的重要组成部分，经络腧穴理论是它的基础，而腧穴理论中穴位的配伍是精华。十三鬼穴就是以穴位配合为主，治疗精神异常的十三个经验穴。其提出是基于当时的医学条件，即古人无法认识一些发病突然，行为怪异的精神神志病症，于是将此类病症归为鬼怪作祟，将治疗此类疾病的穴冠之以"鬼穴"的名称，故其主要还是运用于癫狂痫等精神、神志类疾患。

　　现今大多医家只知十三鬼穴是孙思邈所创，不知其起源于扁鹊，而南北朝时期的徐秋夫亦有治疗情志病的十三个穴位，只是未冠以"鬼"名。其首次以"鬼穴"之名出现，是在唐·孙思邈《千金要方》中，以歌诗的方式阐述了十三个鬼穴的主治、鬼名、定位、针刺的深度、针刺的顺序、针刺操作方法等。至明代，记载十三鬼穴的文献较多，可见其在明代被诸医家所重视，如高武《针灸聚英》、徐凤《针灸大全》及杨继洲《针灸大成》等。

　　然而，古时的文献大多记载十三鬼穴用于治疗癫狂痫，其适应范围较小，不能适应现代更新的疾病谱，现代中医家将其用于热证、中风病、百合病、郁证、癔症等，取得了较好的疗效，但是缺乏系统的归纳总结，临证缺乏规范的原则和治疗的详细方案，这对十三鬼穴治疗范围的扩展及临床推广有一定的局限。故需要有一个系统全面的研究为现代十三鬼穴应用于不同疾病提供具体的理论依据、治疗原则及穴位组合。这就需要我们从原始的文献入手，去探索、去思考、去总结，从而创新，得出新时期治疗不同疾病的"十三鬼穴"。

当然，一套完整的疾病针灸治疗方案包括了治疗原则、选穴配穴、操作方法等，这些就是本书的要点，旨在通过从各个角度（组穴演变、穴名释义、各个穴位主治分解、组方意义、治病机理及操作方法）研究古代文献中十三鬼穴，推导十三鬼穴在现代的适应病症，及其用治各类疾病的最佳组方，做到由理及法，由法及病，从而寻求十三鬼穴更广泛的适应范围，充分体现其在新时代的临床价值。

目 录

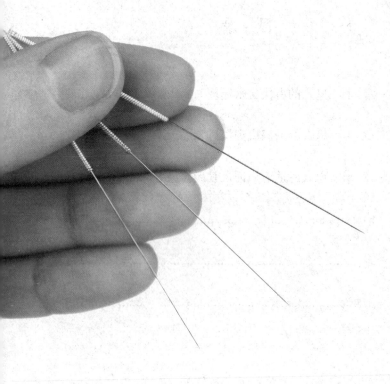

第一章 十三鬼穴的古代文献梳理

十三鬼穴作为古传今的一组穴位，除了其毋庸置疑的医疗作用外，带有明显的神秘迷信色彩。古人无法认识一些发病突然，行为怪异的精神、神志病症，于是将此类病症归为鬼怪作祟，将用于治疗的此类穴冠之以"鬼穴"的名称，故其运用多是集中癫狂痫等精神、神志类疾患上，古代文献中尤指癫狂痫类疾病。大多医家只知道十三鬼穴由孙思邈所创，对其起源与发展、治病机理却知之甚少，临床大多墨守成规地使用十三鬼穴，其疗效受到一定的限制。故研究十三鬼穴，应溯本求源，从其起源和发展入手，了解其产生的社会背景及演变，才能更深层次的发掘十三鬼穴的真谛。

一、首载于《千金要方》，传源于扁鹊

十三鬼穴相传是由春秋战国时期扁鹊所创，扁鹊曰"百邪所病者，针有十三穴"（《千金要方·小肠腑方·癫癫第五·针灸法》），为安神提气之用，后经某妖道运用于驱鬼之道，修其施针顺序，才逐渐演变为孙思邈所引述的十三鬼穴，即"第一针人中名鬼宫，从左边下针右边出。第二针手大指爪甲下，名鬼信，入肉三分。第三针足大趾爪甲下，名鬼全，入肉二分。第四针掌后横纹，名鬼心，入肉半寸（即太渊穴也）。第五针外踝下白肉际足太阳，名鬼路，火针七针针三下（即申脉穴也）。

第六针大椎上入发际一寸，名鬼枕，火针七针针三下。第七针耳前发际宛宛中，耳垂下五分，名鬼床，火针七针针三下。第八针承浆，名鬼市，从左出右。第九针手横纹上三寸，两筋间，名鬼路（即劳宫穴也）。第十针直鼻上入发际一寸，名鬼堂，火针七针针三下（即上星穴也）。第十一针阴下缝灸三壮，女人即玉门头，名鬼藏。第十二针尺泽横纹外头接白肉际，名鬼臣，火针七针针三下（即曲池穴也）。第十三针舌头一寸，当舌中下缝，刺贯出舌上，名鬼封，仍以一板横口吻安针头令舌不得动。以前若是手足皆相对针两穴，若是孤穴即单针之。"（《千金要方·小肠腑方·疯癫第五·针灸法》）。后来的《千金翼方·针邪鬼病图诀法》亦有类似记载。这是十三鬼穴名称及定位首次出现的文献，但是，此篇中有两个鬼路，除鬼宫指代人中，鬼心指代太渊，鬼市指代承浆，前一鬼路指代申脉，后一鬼路指代劳宫，鬼臣指代曲池外，其余均还是为鬼穴名，与今日所用有所出入。

二、另起徐秋夫

在十三鬼穴首以"鬼穴"出现在《千金要方》之前，南北时期的徐秋夫另自起十三个经验穴治疗神志病，但未得其著作有载，只能从后人所记窥见其所取穴位，因未见冠以"鬼"名，故只能称之"疗鬼病十三穴"。有歌诀"人中神庭风府始，舌缝承浆颊车次，少商大陵间使连，乳中阳陵泉有据，隐白行间不可差，十三穴是秋夫置。见载于明·高武的《针灸聚英》及清朝（康熙前）的《凌门传授铜人指穴》。与现今所用的十三鬼穴相比，神庭、乳中、阳陵泉、行间与申脉、上星、会阴、曲池不同。但未见文献有对秋夫疗鬼病十三穴的具体针灸方法及适应病症的论述。

三、成熟于明代

到了明代，针灸发展到了一个鼎盛的时期，此期各家学说争鸣，针灸名著不胜枚举，如徐凤之《针灸大全》、高武之《针灸聚英》、杨继洲之《针灸大成》等，在治疗神志病方面，均提及孙真人十三鬼穴，《针灸大全》《针灸聚英》及《针灸大成》均载有"孙真人针十三鬼穴歌"，三者稍有出入，其中《针灸大全》与《针灸聚英》所载者均将第九针指代间使，且第六针鬼枕取穴均非大椎直上一寸，而是大杼以上一寸，《针灸大全》重复记其为鬼市。《针灸大成》所记者与现今所用接近，即："百邪癫狂所为病，针有十三穴须认，凡针之体先鬼宫，次针鬼信无不应，一一从头逐一求，男从左起女从右。一针人中鬼宫停，左边下针右出针；第二手大指甲下，名鬼信刺三分深；三针足大趾甲下，名曰鬼垒入二分；四针掌上大陵穴，入针五分为鬼心；五针申脉为鬼路，火针三分七锃锃；第六却寻大椎上，入发一寸名鬼枕；七刺耳垂下八分，名曰鬼床针要温；八针承浆名鬼市，从左出右君须记；九针劳宫为鬼窟；十针上星名鬼堂；十一阴下缝三壮，女玉门头为鬼藏；十二曲池名鬼腿，火针仍要七锃锃；十三舌头当舌中，此穴须名是鬼封。手足两边相对刺，若逢孤穴只单通，此是先师真妙诀，狂猖恶鬼走无踪。"由此处的歌诀与《千金要方》所述对比不难发现两者是不同的。

明代所记中，第四针非指太渊，而指大陵；第七针取穴非耳垂下五分，而为八分；第九针鬼名改鬼路为鬼窟；第十二针鬼名改鬼臣为鬼腿；第十三针取穴非舌中下缝，而为舌中。除此外，《针灸大成》还明确指出除第十三针外其他鬼穴对应的经穴名，更加间使、后溪二穴。即"一针鬼宫，即人中，入三分。二针鬼信，即少商……三针鬼皇，即隐白……四针鬼心，即大陵……五针鬼路，即申脉……六针鬼枕，即风府……七针鬼床，即颊车……八针鬼市，即承浆……九针鬼窟，即劳宫……十针鬼堂，即上星……十一针鬼藏，男即会阴，女即玉门头……十二针鬼腿，即曲池……十三针鬼封，在舌下中缝……更加间使、后溪二穴尤妙。"

四、传承至后代

明代以后，十三鬼穴穴位就少有变更，直至今日。

当代的，各大中医家对十三鬼穴非常重视，其中河北邯郸钱氏家传秘传《钱氏中医·针刺篇》中记载钱氏鬼门十三针应对鬼封、鬼宫、鬼窟、鬼垒、鬼路、鬼市、鬼堂、鬼枕、鬼心、鬼腿、鬼信、鬼营、鬼藏这十三鬼穴。选其对癫、狂、痫有奇特治疗作用的腧穴，相应的操作方法记为平顶法、中通法、下沉法，行针手法中因人而异，因时而异。虽然因为家传秘学而未得其具体的穴位定位及相应的组穴，然观其鬼名，不难看出所谓钱氏鬼门十三针仍然是在古代文献中所记载的孙思邈十三鬼穴基础上发展而来。而其独特的平顶法、中通法、下沉法在《钱氏中医·针刺篇》中记有"平顶法，平木泻火，以治癫狂；

中通法，以得气针感通达十四经脉，平衡阴阳五行，以调脏腑；下沉法，污着之气得以下沉以泻下，邪去正复以还阳之动，以合郁病。"针感方面要求分别产生冷、热、强感，由此可见，对于病证以阳性兴奋症状为主者，钱氏用平顶法以泻肝之实火，对于阴性症状为主者用中通法以通达十四经穴，惊风、癫痫症状为主者用下沉法使污浊之气得以下沉。然未得其具体的针刺操作手法。

除以上所举例子外，亦有胡珍香将"孙真人十三鬼穴"与"徐秋夫疗鬼病十三针"结合而成十七鬼穴等，可见十三鬼穴在现代的发挥及运用较多。从见载于《千金要方》以来，经过演变及增减，共涉及穴位 20 个，此处暂不做详细论述，待后面归纳总结。

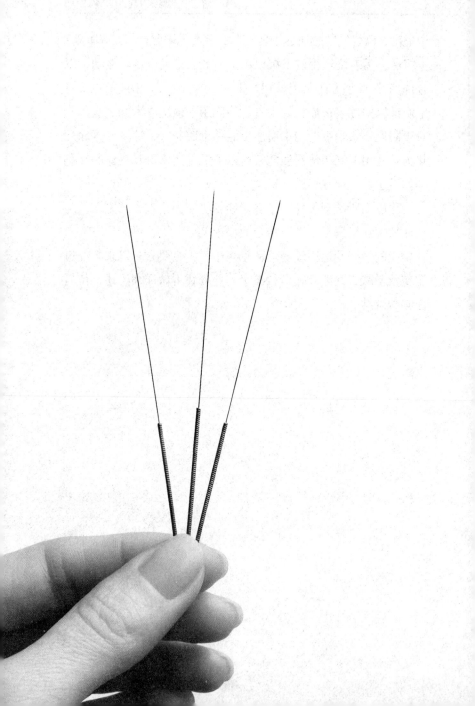

第二章 十三鬼穴的治病机理探讨

从前一章的文献梳理可知，古代医师多用十三鬼穴以治疗癫狂痫病，现今其适用范围已有扩大，如用于急救、癔症、郁证、中风、失眠、梦游等。但大多数医家只知墨守成规地使用十三鬼穴，对其治病机理及临证如何选择配穴缺乏了解，故临床用治疾病时择穴五花八门，缺乏规范。对现代环境下十三鬼穴的适用病症、用治各类疾病的原则及组穴亦没有系统全面的总结归纳，临床疗效好坏不一，受到一定的限制，故应从十三鬼穴的每个穴位研究起，综合分析后得出其治病机理，才能更全面合理的用于治疗疾病，达到更好的疗效。即以理及法，以法范病。

十三鬼穴从见载于《千金要方》以来，经过演变及增减，共涉及穴位 20 个，现在就将这 20 个穴位的穴名释义、穴位主治及刺灸方法从文献中总结分离出来并加以分析归纳，以作为探讨其治病机理的基石。

一、十三鬼穴的穴名释义及主治

《释名·释言语》："名，明也。名事实，使分明也。"说明"名"是事物真实情况的体现，是事物含义的浓缩。针灸穴名，是针灸学的基础，是针灸及经络学说的组成部分。古代医家根据临床实践的经验和体会，采用象形比拟和审形推理等方法，将所有穴位定出各种相应的名称，在针灸穴名上，名不正则义不明；义不明则用不当；用不当则病不去；病不去则针效不彰；针效不彰则道日晦，而吾辈将无所措手足矣！因此，只有理解了十三鬼穴的穴名取义，才能顾名知用，实现其最大的医学价值。

古人将变幻莫测者谓之神，阴险为害者谓之鬼。由于古人认识局限，遂将起病突然、行为怪异的精神、神志病症归咎为鬼作祟，因此把能治疗此类疾病的有效穴称为"鬼穴"。对于十三鬼穴的鬼穴名，未有文献做出明确的释义，而其对应的经穴名有较完善的解释。由于其发展过程中多有穴位变化，故将涉及的所有穴位都囊括入研究之列，先列现今常用的孙真人十三鬼穴，再列徐秋夫及后来文献有出入之穴，以不负全面之名。

（一）鬼宫—人中

人中又称"鬼客厅"（《千金要方》）、"水沟"（《甲乙经》），首见于《灵枢·经脉》。位于鼻唇沟上 1/3 与中下 2/3 交界处。为督脉及手足阳明经交会穴。

1. 穴名释义

水，指水液，涕水。沟，狭长之低佳处。穴在鼻柱下，人中沟中央，近鼻孔处，为鼻水所流注，且能治水病，故名。然高式国认为此义稍浅，他认为本穴正当口水吞咽向上翻转之路，"水沟"乃指口中功用而一言。

再有陈修园说："人之鼻下口上，水沟穴，一名人中，取身居乎天地中之义也。"鼻通天气，口通地气。本穴在口鼻之间，故名"人中"。所谓通天气者，即吸则取之于天，呼则还之于天。籍人心肺鼓盈，膈肌升降，而作吐纳，是与天气作循环也，故亦喻胸廓为天。所谓通地气者，即饮食水谷动植等物，皆取之于地，入之于口，经胃肠消化吸收精华，排出便溺，还仍之于地，合于土壤，又复产生水谷动植物以供口腹。是与地气作循环也。故喻腹腔为地。

而冠之以"鬼宫"名者，鬼，与天相对，指穴内物质为地部经水。又言能治"鬼病"。宫，宫殿，重要人物所处之厅，接待客人的厅堂也。同"鬼客厅"，意指穴内气血为来自天部之气的冷降水液。本穴位处督脉，督脉气血以阳气为主，地部经水稀少，而本穴气血则为地部经水，地部经水如同督脉气血的宾客一般，故名。

2. 穴位主治

本穴恰处鼻唇沟上 1/3 与中下 2/3 交界处，为何不居鼻唇沟中央？对此柴铁勒教授认为，人中穴居通天气之鼻与纳地气之口之间，主治神昏恰为天地之气不通之症，刺之则脉气通，天地得以交通，故神清矣；再者心居人身上 1/3，人中与之遥对，心主神，神昏亦心之大症也，亦现代黄金分割点之一例也。又本穴为督脉与手阳明经左右交通之会，故治口眼㖞斜。又以本穴在唇，故治唇动如虫行。又以手阳明之经，内属大肠，大肠吸收水分。本穴既为督脉与手阳明之会穴，故亦能治失水致燥而成之消渴症。《针灸大成》有："人病脊膂强痛、癫痫、背心热、狂走、鬼邪、目痛、大椎骨酸疼，斯乃督脉起于下极，并脊上行风府。起于尾闾，而生是病，可刺督脉人中穴。"故本穴主治昏迷、晕厥、暑病、癫狂、痫证、急慢惊风、鼻塞、鼻出血、风水面肿、牙痛、牙关紧闭黄疸、消渴、霍乱、瘟疫、脊臂强痛、挫闪腰疼。

（1）急救及精神情志病。

督脉上行入脑，脑为元神之府，故本穴可直接调节精神、神志活动。因本穴位于鼻下口上，取之可通天地之气，使人神清，故有醒脑开窍之功。且如上所述，人中处鼻唇沟上 1/3 与中下 2/3 交界处，与居人身上 1/3 之心相对，故心神受扰而神志异常时亦可取之。故本穴可用于急救如溺水、昏迷者及癫狂痫者。

用于急救者，如《千金要方·备急方·卒死第一》："治卒死无脉，无他形候，阴阳俱竭故也……针间使各百余息，又灸鼻下人中，一名鬼客厅。"《肘后方》云："又治尸厥。"《针灸大成》亦有"中暑不省人事，人中。"《宝鉴》曰："急慢惊风，灸前顶。若不愈，灸攒竹，人中各三壮。"

用治癫狂痫，如《铜人腧穴针灸图经》曰："水沟，治……失笑无时，癫痫语不尊卑，乍喜乍苦。"《类经图翼》："治百邪癫狂，此当在第一次下针。凡人中恶，先掐鼻下是也。鬼击卒死者，须即灸之。"《席弘赋》也云："人中治癫功最高。"《针灸大成》："泻却人中及颊车，治疗中风口吐沫。

（2）腰脊痛。

督脉主干行于背部正中，贯腰循脊入臂，且本穴位于鼻唇沟中，恰如腰之处人身上，故可治腰脊扭伤疼痛。如《针灸大成》："人中、委中，除腰脊痛闪之难制。"《针灸聚英》："人中除脊臂之强痛。"

（3）局部热病。

督脉主干行于背，属阳，其循行多次与手足三阳经及阳维脉交会，故能总督一身之阳经，称"阳脉之海"，而本穴正是督脉与手阳明经左右交通之会，故能宣阳泄热，治疗局部热症。如《千金要方·目病第一》中治目疾："风痒赤痛，灸人中近鼻柱二壮，仰卧灸之。"《针灸大成》："牙齿两颔肿痛。""口内生疮，臭秽不可近。""舌上生疮。"

（4）消渴，水肿。

本穴为督脉与手阳明之会穴，手阳明之经，内属大肠，大肠吸收水分。故亦能治失水致燥而成之消渴症。如《针灸大成》："肾脏渴，饮百杯不能止渴；及房劳不称心意，此为三消也。乃土燥承渴，不能克化，故成此病。取人中、公孙、脾俞、中脘、关冲、照海。"大肠主津，既有失水致燥，就有水盛漫肿者，故本穴亦能治水肿。如《千金要方·心腹第二·水肿病》："水沟主水肿，人中满。"《铜人腧穴针灸图经》："风水面肿，针此一穴，出水尽即顿愈。"

3. 刺灸法

针时向上或向病所斜刺 0.3～0.5 寸。可灸。《素注》："针三分，留六呼，灸三壮。"《铜人针灸经》："针四分，留五呼，得气即泻，灸不及针，日灸三壮。"《明堂》："日灸三壮，至二百壮。"《下经》："灸五壮。"

（二）鬼信—少商

本穴最早见于《灵枢·本输》，为奇穴三商（老商、中商、少商）之一。位于手拇指末节桡侧，距指甲角 0.1 寸，为手太阴肺经井穴。

1. 穴名释义

肺属金。金，在音为商，于时为秋。本穴为手太阴之末，交传手阳明之初，出阴经而入阳经。功能通瘀解热，以其具金气肃清之力也。少，乃幼小，微小之意。商，古代五音之一。少商，是商的高音。言为金气所止或为金气初生之处也。《广雅·释乐》："神农琴有五弦，曰宫、商、角、徵、羽。文王又增二弦，曰少宫、少商。"少商为商之高音。如以肺之经气从脏走手言，则商金之气至此虽达高峰，但已微弱与微小；如以肺之经气初生和所出为井言，则商金之气在此尚属幼小和刚开始发生也，即杨上善所谓"手太阴脉归于肺，肺之所起处，故谓之少商也"。

对于肺经与大肠经的交接，高式国认为手太阴之气，既由列缺通过阳明，循经上行，其余气贯入拇指则可，但是传入阳经以商阳为行气之初，恐有未能。因拇食二指分歧不能由指端飞越也。本经之气由其络穴通过阳明，大部循臂外廉上行，小部顺其贯力之势，分抵食指之端，折而回行，合并阳明之气，随而上行也。其他各阴阳经之交接，均同此理。

又冠之以"鬼信"名，鬼，指此穴能治"鬼病"，信，则指诚信。《说文》："信，诚也。"此穴位于阴阳经交接之处，经脉循行各有其时，故言阴阳经气在此穴交接定时言而有信。亦言祛邪之有准也。

2. 穴位主治

本穴为肺经井穴，《灵枢·顺气一日分为四时》："病在脏者，取之井。"故外邪犯肺、内邪侵肺之本脏病，可取少商。穴在阴阳交接之处，可通调阴阳，治疗神志病。故本穴主治咽喉肿痛，发热，咳嗽，失音，鼻衄，癫狂，指肿，麻木。

（1）肺脏病。

本穴为手太阴肺经井穴，病在脏者取之井，故能治肺之本脏病，《灵枢·经脉》有："肺胀满，膨膨而喘咳……上气……烦心"，少商皆主之。如《千金要方》："少商、大陵主咳逆喘。"又肺为娇脏，易受外邪，正邪交争发为高热，取少商有泄热之功。如《类经图翼》："泻诸脏之热。"又《针灸大成》："咽喉肿痛，少商、天突、合谷。"咽喉属肺系，乃肺之门户，故肺受邪，咽喉首冲之，故能治咽喉病。又有《针灸大成》："乳蛾之症少人医，必用金针疾始除，如若少商出血后，实时安稳免灾危。三棱针刺之。"

（2）神昏，癫狂。

手太阴肺经，《针灸大成》："邪客于手足少阴、太阴、足阳明之络，此五络皆会于耳中，上络左额角，五络俱竭，令人身脉皆动，而形无知也，其状若尸，或曰尸厥……刺少商"，又有"小儿惊风少商穴"《千金要方·惊痫第三·灸法》："若手足掣惊者，灸少商。"《针灸大成》："呆痴，神门、少商、涌泉、心俞。"

（3）手指挛痛。

穴处指上，手太阴肺经循行亦过手指，故能治手指挛痛。如《针灸大成》："指痛挛急少商好。"《针灸聚英》："手挛皆疼少商医。"

3. 刺灸法

针时浅刺 0.1 ~ 0.2 寸，亦可点刺放血及施以灸法。治疗咽喉病及发热者，《针灸大成》云："宜以三棱针刺之，微出血，泄诸脏热，凑不宜灸，"治手足掣惊须灸者，也"灸不可过多，多则不免有肌肉单薄之忌。"

（三）鬼垒—隐白

隐白又名"鬼眼"，最早见于《灵枢·本输》。位于足大趾末节内侧，距趾甲角 0.1 寸。为足太阴脾经井穴。

1. 穴名释义

隐，《说文》："蔽也"。又《尔雅·释诂》："隐，微也"。故隐有隐藏与微小之义。白，《说文》："西方色也，阴用事物色白，从入合二，二阴数，凡白之属皆从白。"西方金也，故白指金气的颜色。为土能生金，金气隐伏之意。《国语·齐语》："隐五刃"。白为金色，为土所生，坚刚为阳。本经承厉兑之金，由足阳明之阳，转交足太阴之阴，取之有生金荣肺之用，能主治气喘。本穴居阴经之下，尤潜龙之隐，且其穴居隐处而肉色白，故名"隐白"。此为足太阴脾土之井穴，言土气在此已经发生，而金气亦已开始隐伏。凡病势之撩乱促暴者，俱宜调动本身清肃之气（即金气）以镇定之。如喘满腹胀，不得安卧，呕吐暴泻及衄血、尸厥、月事不止等症，本穴均能治之。

又有一说，意指脾经体内经脉的阳热之气由本穴外出脾经体表经脉。本穴有地部孔隙与脾经体内经脉相连，穴内气血为脾经体内经脉外传之气，因气为蒸发外出，有不被人所觉察之态，如隐秘之象，故名。

冠之以"鬼垒"名，鬼，与神相对，指穴内气血来自地部。亦指能治"鬼病"。垒，堡垒也，《说文》："垒，军壁也。"指防护军营的墙壁或建筑。因有垒之庇护故穴居隐处，不易察觉。

2. 穴位主治

如前所述，凡病势之撩乱促暴者，俱宜调动本身清肃之气（即金气）以镇定之。而本穴隐有金气发生，故能主治喘满腹胀，不得安卧，呕吐暴泻及衄血、尸厥、月事不止等症。

（1）月经病。

女子以血为用，脾为气血生化之源，脾气虚而不能摄血则血行过多发为月经过多，甚则崩漏。《灵枢·顺气一日分为四时》："病在脏者，取之井。"本穴为脾经井穴，故可治之。如《针灸大成》："月事不止，刺之立愈。针二分，灸三壮。"

（2）神昏，癫狂，梦魇，惊风。

本穴之阴乃承接足阳明胃之阳而来，属阴阳交接之处，神昏癫狂者，阴阳逆乱也。取之可以交通阴阳，祛邪宁神。如《千金要方·风痹第四·卒尸厥病》："隐白、大敦，主卒尸厥不知人，脉动如故。"《杂病穴法歌》："尸厥百会一穴美，更针隐白效昭昭。"《针灸大成》："梦魇不宁，厉兑相谐于隐白。"《千金要方·客忤第四》："治小儿中马客忤而吐不止者方：灸手心主间使大都隐白三阴交各三壮。"《针灸聚英》："男子由阳明而伤，下血谵语。妇人则随经而入，月水适来，邪乘虚入，七八日热除而脉迟，胸胁满，如结胸状，谵语，此热入血室，刺期门，不已，刺隐白。"

（3）脾胃病。

隐白为脾经井穴，主治本脏病，《灵枢·经脉》："食则呕，胃脘痛，腹胀善噫，身体皆重……食不下，烦心，……寒疟，溏瘕泄。"又脾胃常依存，常合而为病，故本穴亦主治脾胃病如腹胀、便血、泄泻、呕吐等。如《针灸大成》："暴泻，隐白。"

《针灸甲乙经》："气喘、热病、衄不止，烦心善悲，腹胀，逆息热气，足胫中寒，不得卧，气满胸中热，暴泄，仰息，足下寒，膈中闷，呕吐，不欲食饮，隐白主之。"《针灸大成》："下血，主肠风，多在胃与大肠。针隐白，灸三里。"

3. 刺灸法

针时常浅刺 0.1 ~ 0.2 寸，《素注》："针一分，留三呼。"《千金要方》："入二分。"《铜人》："针三分，灸三壮。"治疗气不摄血之月经过多及崩漏者，多灸之，三壮。

（四）鬼心—太渊

太渊又名"太泉"（《针灸大成》）或"大泉"（《千金翼方》），首见于《灵枢·本输》。位于腕掌侧横纹桡侧，桡动脉搏动处。为手太阴肺经腧穴，原穴，八会穴之脉会。在《千金要方·疯癫第五·针灸法》及《针灸聚英》中记为十三鬼穴之第四针，但在《针灸大成》中无太渊，而以大陵代之。

1. 穴名释义

本穴为脉之大会，通达十二经络，犹水流之交汇也，故名"太渊"。言经气犹如潭水之深不可测也。太，大也；渊，深也，会经渠之总汇而得名也。

又鼓声名渊。《诗·小雅·采芑》："伐鼓渊渊。"注："渊渊鼓声也"。肺中空善鸣，犹鼓之象。太渊为肺之输原，取之于此，如鼓之有桴，渊渊之声内外相应矣。

又弓之弯曲处亦名渊。穴居弯曲如弓之腕关节处。《释名·释兵》谓弓之末曰萧。萧，梢也。中央曰弣，弣，抚也，手所扶持也。萧弣之间曰渊。渊，宛也，言宛曲。太渊者，处于手腕如大弓之宛曲处也。太渊，口中津液名。言经气深如潭水，泽润周身，效同桴鼓，而居于弯曲如弓之处也。

渊，又应口中之津。《黄庭外景经》云："还返七门饮太渊。"注："谓面有七孔皆通达也。饮太渊者，谓咽食口中醴泉也。"又曰："太渊玉浆甘如饴，近在吾身子不知。"口之津与肺之脉内外相应，亦天地合气水津四布之象，因而称为太渊。唐时因避唐祖李渊之讳，又泉意同此，故称其"太泉"。

以其功用言，太渊治肺胀、喘满、狂言、嗌干、妒乳等症，总以清凉退热之功多。凡诸郁热之宜以清凉者，皆可取此。《道藏》云："太渊玉浆，甘如饴"。原注："太清之渊随时凉"。即以本穴功在清凉，故名之为"太清之渊"，简称"太渊"。

冠之以"鬼心"名，鬼，与天相对，指地部，指阴气。又言能治"鬼病"。心，中心也。肺朝百脉，将鼻吸之清气与脾胃上传之水谷精气通过百脉而输送至其余脏腑，起灌溉作用，而太渊为百脉之会，平旦寅时，气血从此始，故此曰寸口者，传输之气及经气以此为中心流出，故名"鬼心"。若被击中，阴止百脉，内伤气机，犹如打人击中心脏般，其重要之位不可小觑。

2. 穴位主治

太渊为手太阴肺经腧穴、原穴。《灵枢·顺气一日分为四时》："病时间时甚者取之输。"《难经·六十八难》："输主体重节痛。"，故除可治疗肺受邪所致之各类疾病如胸痛、咽痛、鼻塞流涕、咳嗽咳痰、头痛等及肺经循行所过部位之疾外，可治疗遍体疼痛，时缓时急之病。且本穴功在清凉，总以清凉退热为多。即《针灸聚英·杂病》："有实有虚。有寒气、滞、死血、积热、风湿、痰惊、痰食、疮、痧、疝。实痛宜刺泻之。太冲、

17

三阴交、太白、太渊、大陵。"

（1）外感、咳嗽气喘、咽喉肿痛、胸痛。

肺为华盖，为娇脏，易受邪，受邪则肺气郁闭，上逆为咳，精气失布，聚而成痰，停于胸中阻碍气机则气满，胸痛，津液不能上承于口嗌故干，若受寒则振寒，若受热则生肤瞖。而太渊为肺经原穴，《灵枢·九针十二原》云："五脏有疾，当取之十二原。"故可治以上诸症，如《玉龙赋》："咳嗽风痰，太渊、列缺宜刺。"《灵光赋》"伤寒过经期门愈，气刺两乳求太渊。"《针灸甲乙经》："呕血振寒嗌干，太渊主之。"《针灸大成·十二经治症主客原经》："两乳疼，痰结膈中气如缺，所生病者何穴求，太渊、偏历与君说"，"吼喘气满，肺胀不得卧：俞府、风门、太渊、中府、三里、膻中"，"肺胀膨膨气抢胁下热满痛：阴都（灸）、太渊、肺俞"。《玉龙歌》"寒痰咳嗽更兼风，列缺二穴最可攻，先把太渊一穴泻，多加艾火即收功。"《针灸大成·心脾胃门》："烦闷不卧：太渊 公孙 隐白 肺俞 阴陵泉 三阴交。"《六十六穴阴阳二经相合相生养子流注歌》："肺太渊（俞土）缺盆中引痛。喘息病难蠲。心痛掌中热。须当针太渊。"

又太渊为肺经腧穴，输主体重节痛，故可治头身疼痛。如《针灸大成》"遍体疼痛：太渊、三里、曲池"。故《医宗金鉴》："主治牙齿疼痛，手腕无力疼痛及咳嗽风痰，偏正头疼等症。"《针灸大成》："脐腹疼痛：膻中、大敦、中府、少泽、太渊、三阴交"。

肺属金，太渊属土，乃肺经之母穴，按虚则补其母之说，本穴可治肺气虚之久咳不愈，气不摄血。如《针灸大成》"久嗽不愈，咳唾血痰：风门、太渊、膻中"。肺经气不足，易发寒厥，手臂经气寒凝发为痹痛，亦可据此治疗。如《针灸大成·痹厥门》："寒厥：太渊、液门"，"臂内廉痛：太渊"。

肺经气盛则化热，肺主皮毛，则易生肤翳，掌中可查，而太渊归属肺经，有清热功效，故有《针灸大成》："目赤肤翳：太渊、侠溪、攒竹、风池"，"掌中热：列缺、经渠、太渊"。《针灸聚英·手足腰腋女人》："掌中热者列缺巅，宜兼经渠与太渊。"

（2）中风、狂言。

肺经与大肠经互为表里，大肠经循行挟口，交人中，而口眼㖞斜多由外受风寒或风热所致，《素问·评热病论》："邪之所凑，其气必虚。"故卫气虚而不固在先，虚则补其母，故取母穴太渊。《杂病歌》："口眼㖞斜治太渊。"《针灸甲乙经》："口僻，刺太渊，引而下之"。《针灸大成》："中风口眼㖞斜，牵连不已：人中、合谷、太渊、十宣、童子髎、颊车。"又为肺经腧穴，故可治中风气血不通之肢体疼痛，如《针灸大成》："中风偏枯，疼痛无时：绝骨、太渊、曲池、三里、昆仑。"

本穴为脉会，为百脉之交会，取之有疏通脉络，祛邪行气之功，《针灸聚英·杂病》言死血、积热、风湿、痰惊、痰食属实者，皆可泻太渊以通之，故能治癫狂痫。如《针灸大成》："雷头风晕，呕吐痰涎：百会、中脘、太渊、风门。"《针灸聚英·心邪癫狂》："狂言阳溪与太渊"，"四鬼心兮即太渊，治之须至入寸半"。《针灸大成·心邪癫狂门》：狂言：太渊、阳溪、下廉、昆仑。"

（3）无脉症。

又太渊为脉会，《难经》曰："脉会太渊。疏曰：脉病治此。"故亦主治无脉症。无脉症是指患者多处动脉搏动触摸不到的病证，以上肢寸口脉多见，即《内经》所"臂厥"，或由风寒湿邪侵袭经脉，营卫失和，气血不畅，阻滞脉道而成无脉，或由脏气不足，心气虚不能主血，肺气虚则难以朝百脉，气血不足无力鼓动脉管而成无脉。《灵枢·经脉》之手太阴肺经："是动则病，肺胀满，膨膨而喘咳……此为臂厥。"故取之即可通经祛邪，气血通则脉应而动，又可补肺生气，气血盛则脉管充而搏，故能治无脉症。

3. 刺灸法

针时应避开桡动脉，直刺 0.3～0.5 寸。因穴在脉动之处，故不宜灸，须灸亦不过三壮。《难经》曰："灸三壮，针二分，留三呼。"《铜人》："灸三壮，针一分。"《素注》"针二分，留二呼，灸三壮。"

（五）鬼心—大陵

大陵又名"心主"，首见于《灵枢·九针十二原》。位于腕掌横纹中点处，当掌长肌腱与桡侧腕屈肌腱之间。为手厥阴心包经腧穴、原穴。在《针灸大成》中记为十三鬼穴之第四针，但在《千金要方·疯癫第五·针灸法》及《针灸聚英》无大陵，而是太渊。此或是杨氏等觉大陵开窍宁神之效大于太渊故。

1. 穴名释义

大，高大、崇高之意。陵，丘陵。穴在掌后高骨形成如丘陵之下方也。《释名·释山》："大阜曰陵。陵，隆也。体隆高也。"《诗·小雅·天保》："如冈如陵"。《韩子·奸劫弑臣》："犹碍垤之比大陵也。"古代帝王葬处曰陵。尊称其死曰寝息，谀其墓曰寝宫，谀其葬仪曰奉安。总之，即长眠安息也。刺此穴可使人寐。又大陵为星名，主死丧陵墓之事，在积尸星下。考大陵，积尸两星名义，与其应征事物之理，则大陵之星与本穴应症，颇为合洽。其或古人参合星象，而命此穴之名也。穴在掌根阜起处，亦陵丘之象也，故名"大陵"。

而冠之以"鬼心"名，鬼，与天相对，指地部。又言能治"鬼病"。心，中心内部也。鬼心名意指脾土中的水湿在此气化为天部之气。本穴物质为内关穴传来的地部经水与脾土的混合物，至本穴后，经水渗流经穴之外，脾土固化于穴周，而由于本所在为南方热燥之地，脾土中的水湿因而大量气化为天部之气，此气化之气如同来自鬼所处的地心，又本穴属心包经，心包代心受邪，故名鬼心。亦指此穴能一举直中"鬼心"而去除疾病。

其"心主"之名，心，心包经的气血也。主，主帅也。气为血之帅，为血之主，故意指本穴经气乃心包经血之主。

2. 穴位主治

本穴为心包经腧穴，原穴。《灵枢·顺气一日分为四时》："病时间时甚者，取之输。"《灵枢·九针十二原》："五脏有疾，应取之十二原，十二原者，五脏之禀三百六十五节气味也。"又心包代心受邪，治亦取心包经之穴，故本穴主治心悬如饥、心胁痛、癫狂、疮疡、胃痛、呕吐、手腕麻痛等症。即《针灸甲乙经》："热病烦心而汗不止，肘挛腋肿，善笑不休，心中痛，目赤黄，小便如血，欲呕，胸中热，苦不乐，太息，喉痹嗌干，喘逆，身热如火，头痛如破，短气胸痛，大陵主之。"

（1）心痛，心悸，癫狂，疮疡。

心主神，《灵枢·邪客》所谓"精神之舍也，其藏坚固，邪弗能容也。容之则心伤，心伤则神去，神去则死矣。故诸邪之在于心者，皆在于心之包络。"此即心包代心受邪，故取心包经之原穴大陵以治心脉不通之心痛，心气不足之悸动、心气受损、心窍被蒙之癫狂。如《针灸甲乙经》："狂言，大陵主之。"《针灸聚英》："善笑还悲泣，狂言病莫禁，心胸如热闷，当下大陵针。"《玉龙歌》："心胸有病大陵泻，气攻胸腹一般针。"《铜人》："治热病汗不出，臂挛腋肿，善笑不休，心悬善饥，喜悲泣惊恐。"《针灸大成》："癫狂，大陵"，"心痹悲恐，神门，大陵，鱼际。"又《素问·至真要大论》："诸痛痒疮，皆属于心。"故能主治疮疡，如《千金要方·瘿瘤第六》："大陵，主痂疥。"《针灸大成》："劳宫、大陵，可疗心闷疮痍。"

（2）呕吐，胃痛。

胃为中央土，本穴为手厥阴心包经之腧穴，五行亦属土，故同气相求可治胃痛及胃气上逆。如《针灸大成》："中满不快，胃脘伤寒：中脘，大陵，三里。"《千金要方·吐血第六·针灸法》："呕血，大陵主之。"《针灸大成》："呕逆，大陵"，"腹痛吐泻，四肢厥冷，十指甲黑，不得睡卧：大陵，百劳，大敦，十宣"。

（3）手腕麻痛。

本穴位居腕中，主治手腕挛痛。如《千金要方·四肢第三·手病》："大陵，主手挛不伸。"《针灸大成》："手足麻痹，不知痒痛：太冲，曲池，大陵，合谷，三里。"

3. 刺灸法

针时直刺 0.3～0.5 寸，《铜人》："针五分。"《素注》："针六分，留七呼，灸三壮。"穴在皮肉浅薄之处，不宜多灸。

（六）鬼路—申脉

申脉又名"阳跷"（《素问》），最早见于《针灸甲乙经》。位于足外侧部，外踝直下方凹陷处。为八脉交会穴，通阳跷脉。

1. 穴名释义

申，通"伸"，有矫捷之意。《六书故》："申，古伸字，象胁背之伸。"《文选·班彪·北征赋》："行止屈伸，与时息兮。"《论语》："申申如也。"即舒展自如之意也。《针灸甲乙经》谓："申脉为阳跷所生，按跷字之义，即跷健也。申脉之意，即上下开展，无所不申也。"本穴在外踝之下，展足则开，为足关节屈伸着力之处，故名"申脉"，为阳跷之起始，功同阳跷，故别称"阳跷"。太阳主一身之表，故能治头目颈项屈伸不能、筋脉拘挛诸病及痫病等。

申，又同呻；肾在志为呻，张隐庵曰："呻者伸也。"肾气在下，故声欲太息而伸出也。肾与膀胱为表里，在气郁不伸及气郁而呻者，取申脉每可收效。

申，又申时，十二时辰之一。十二时与十二脏腑相应，申时正是膀胱之时。故申脉穴可以认为是膀胱本府之穴。脉，经脉。指其可治经脉之屈伸不能及气郁而呻诸病，且可内应膀胱之本府也。

而冠之以"鬼路"名，鬼，与天相对，指穴内的气血物质为地部经水。又意指可治"鬼病"，路，道路。意指气血运行之通路，又本穴位在足部关节下，关节施行走，其下则为行走之道路。故言其功用也。

2. 穴位主治

申脉为足太阳膀胱经穴，又为八脉交会穴，通阳跷。太阳主一身之表，且足太阳经"主筋所生病"，故凡头目颈项屈伸不能、筋脉拘挛诸病、角弓反张及痫病等症，均为本穴主治。跷脉又司眼睑开合，故能治失眠等证。膀胱经从巅入络脑，脑为髓海，为元神之府，故能主治癫痫。正如《针灸大成》："腰背屈强腿肿，恶风自汗头疼，雷头赤目痛眉棱，手足麻挛臂冷。吹乳耳聋鼻衄，痫癫肢节烦憎，遍身肿满汗头淋，申脉先针有应。"

（1）癫痫、失眠。

足太阳膀胱经从巅入络脑，脑为髓海，为元神之府，故能主治癫痫。如《针灸聚英》："洁古曰：痫病昼发，灸阳跷。"《千金要方·风痹第四·癫病》："申脉，主癫疾膝气。"《针灸大成》："癫疾：前谷，后溪，水沟，解溪，金门，申脉"，又有："痫：俱是痰火，不必分马牛六畜。灸阳跷（昼发），阴跷（夜发）"。此处可知癫痫昼发者，是阳气过盛，当针申脉而泻或灸以宣之。且治疗癫痫时，《千金要方·疯癫第五·针灸法》："第五针外踝下白肉际足太阳，名鬼路"，可见此时取穴与平时"外踝直下凹陷"有差异，余自认为肉际乃赤白交际处，多为阴阳交接之处，取此更能交通阴阳，祛邪除癫。

申脉为八脉交会穴，通阳跷。阳跷又与膀胱经合与目，司眼睑开合，故可主治失眠。《灵枢·寒热》："阴跷、阳跷，阴阳相交，阳入阴，阴出阳，交于目锐眦，阳气盛则瞋目，阴气盛则瞑目。"由此可知失眠乃阳气偏盛，阴气相对不足，夜晚阳不能入阴而致。《难经·七十六难》："阴气不足，阳气有余，当先补其阴，而后泻其阳。"据此可知，治疗时当与通阴跷之照海配合，先补照海，而后泻申脉以平阴阳。

（2）经脉所过病。

足太阳膀胱经起于目内眦，上癫，行于头项，腰背两侧，下循股膝胫外侧后廉，过外踝后，循足外侧。经脉所过，主治所及，故本穴可治本经循行经过之处的疾病。如《标幽赋》："头风头痛，刺申脉与金门。"《针灸甲乙经》："腰痛不能举足，少坐，若下车跻地，胫中矫矫然。"《千金要方·头面第一·目病》："申脉，主目反上视。"《千金要方·四肢第三·腰脊病》："申脉，太冲，阳跷主腰痛不能举。"《针灸大成》："足跗肿痛，久不能消：行间，申脉。"《千金要方·心腹第二·水肿病》："丘墟，阳跷，主腋下肿，寒热，颈肿。"

3. 刺灸法

针时直刺 0.3～0.5 寸，亦可灸。《铜人》："针三分，留七呼，灸三壮。"《千金要方·筋极第四》："劳冷气逆，腰髋冷痹，脚屈伸难，灸阳跷一百壮。"而治疗癫痫者又可以火针刺之，如《千金要方·疯癫第五·针灸法》："鬼路，火针七针针三下。"《针灸大成》之"火针三分七锃锃"就更为详细地指出，须烧针至七成亮，刺入三分，即 0.3 寸。

（七）鬼枕——风府

风府又名"舌本"（《甲乙经》）、"曹溪"（《本事方》）、"鬼穴""思枕""惺惺""鬼林"，首见于《灵枢·本输》。位于项部，当后发际正中之上入 1 寸，枕外隆突直下，两侧斜方肌之间凹陷中。为督脉与阳维脉交会穴。

1. 穴名释义

风，指气，《广雅·释言》："风，气也。"又指风邪，六淫之一。风为阳邪，风性轻扬，颠顶之上唯风可到。府，指府库，《吕览·季春》："府库，毕帛之藏也。"指其为风邪最易储积与治风所宜取之处。杨上善曰："风府，受风要处也。"

《灵枢·岁露论篇》云："风府无常，卫气之所应，必开其腠理。气所舍节，则其府也"。本穴在项后发际上寸，大筋间宛宛中，脊关节之最上，与风池、翳风相平，本穴居其正中。以形势论之，犹统领风穴之衙府也。以病理言之，则风邪内传之门户也。缘风邪中人，多先舍于腠理，腠理内应三焦，三焦为六府之一，卫气之所应也。凡疾病之关于风者，均可取本穴为主，故名"风府"。

而冠之以"鬼枕"名，鬼，与神相对，此指穴内气血为湿冷水气也。亦言本穴可治"鬼病"。枕，枕头，人睡觉垫头之物。《说文》："枕，卧所荐首也。"又指枕骨，人脑后一骨名。《素问·骨空论》："头横骨为枕。"故本穴意指位于枕骨之下，人卧时荐首之处。又鬼为阴，枕意指入寝，故亦指人入寝后若无固护，此处易受阴风之袭也。相传彭祖遇一头痛者，查其寝处，觉头后正对处有一穴，乃有风，嘱患者避其孔而卧则头痛自除。此之应也。

一名"鬼穴"，鬼义同上，穴，空窍也。空穴来风，故本名意同风府。言"舌本"者，舌，口中之舌也。本，根本也。意指本穴的水湿风气为舌活动自如的根本。又指本穴可治因中风而致舌本强，难言语之症。如《千金要方·头面第一》："风府，主舌缓喑不能言，舌急语难。"

2. 穴位主治

宋·王执中："凡怯弱者，须护项后可也"。项后，即指风府。他在《针灸资生经》中再云："风府者，固伤寒所自起也，北人皆以毛裹之，南人怯弱者，亦以帛护其项。"固本穴易受风而发病，然亦可主治诸风所致之病。《行针指要歌》："或针风，先向风府、百会中。"

（1）外感表证。

如上所述，本穴亦受风邪外袭，头部经脉不通则见头痛，项背为阳，受风则经气不舒发为项强，腠理开合失责则汗出，肺气不宣则鼻塞流涕，咳嗽。此类表证风府皆可主。如《素问·骨空论》："风从外入，令人振寒，汗出头痛，身重恶寒，治在风府，调其阴阳，不足则补，有余则泻。大风颈项痛，刺风府。"《通玄指要赋》："风伤项急，始求于风府。"《千金要方·头面第一》："主项如拔，不可左右顾"，"主鼻窒喘息不利，鼻僻多涕"。《针灸大成》："伤风感寒，咳嗽咳满：膻中，风门，合谷，风府。"

（2）中风、癫狂痫。

本穴归属督脉，督脉为阳脉之海，至本穴入脑，脑为元神之府，位于头部，头为诸阳之会，风袭阳位，故易从此直中元神致癫狂痫，直入中经络脏腑发为中风。或机体不调，内生痰湿，蕴热生风，上扰心神清窍发为癫狂痫。凡皆因风者，本穴可主，故能治。如《千金要方·偏风第四》："治猥退风，半身不遂失音不语者方……灸百会，次灸本神，次灸承浆，次灸风府……各五百壮。"《千金要方·风痹第四·癫病》："风府，主骨酸，眩狂，瘈疭口噤，喉鸣沫出，喑不能言。"《千金要方·风癫第五》："邪病卧瞑瞑,不自知,风府主之。"《针灸大成》："伤寒狂走欲自杀,目妄视。"《千金要方》："痫之为病,目反、四肢不举,灸风府……又灸项上、鼻人中、下唇承浆,皆随年壮。"

（3）项疽。

此外,《针灸聚英》言东垣治疮疡与诸家异："项疽发于脑之下。项之上。此正风府穴分也。东垣先用火攻之策。以大炷艾如两核许者。攻之至百壮。"此局部火郁,因东垣反以灸法发之也。

3. 刺灸法

针时嘱患者头微前倾,向下颌直刺 0.5~1.0 寸。《明堂》："针四分,留三呼。"《素注》："针四分。"《玉龙歌》："风府针不可深",有一透刺法,治偏正头风,见《玉龙歌》注解"风池刺一寸半,透风府穴,此必横刺方透也,宜先补后泻"。古人认为诸风穴多忌灸。以火入风穴则走窜愈烈也。犹炉灶之火,得风则旺也。慎之为要。如《铜人》："针三分,禁灸,灸之使人失音。"《千金要方·针灸刺禁法第三》："风府,禁不可灸。"然不可定论,如《素问·骨空论》："大风汗出,灸。以手压之,令病者呼,应手。"且如前所述,东垣亦用灸法以治疗项疽,故当辨证施之。

（八）鬼床—颊车

颊车又名"曲牙""机关""鬼林""齿牙""臼关"首见于《灵枢·经脉》。位于面颊部,下颌角前上方约 1 横指（中指）,当咀嚼时咬肌隆起,按之凹陷处。为足阳明胃经穴。

1. 穴名释义

颊，面颊，此处指下颌骨。颊，古谓之辅。《广韵·释亲》：
"辅谓之颊。"《说文》："辅，颊车也。"《集韵》："辅骨曰颧。"
《释名·释形体》："辅车其骨强，所以辅持口也；或曰牙车，
牙所载也；或曰颔车……车皆取在下，载上物也。"《左传·僖
五年》："辅车相依。"《淮南子·人间》："车有轮，轮依车，车
亦依轮。"合言之，颊车，即指下颌关节可以转动之处。因下颚
骨如车之上撬，左右相夹，俗称腮颊，因名"颊车"。

车，车轮，指下颌骨。《说文》："车，舆之总名也。"牙下
之骨亦名车。《左传·僖公五年》："谚所谓辅车相依，唇亡齿寒
者，其虞、虢之谓也。"注"辅颊，辅车、辅牙。"《释名》曰：
"颐，或曰辅车，其骨强，所以辅持口也；或曰牙车牙所载也。"
凡器物借轮轴以借力者，皆可谓车，所以载物。故颊车即指下
牙床骨，今之所谓下颌骨。《医宗金鉴》："总载诸齿，能咀食物，
故名为颊车。"此穴在下颌角之前咬肌中，故因其所在部位之骨
名颊车而为穴名。穴近下齿，故又名"齿牙"，下齿痛宜取之。
若上齿痛，宜取下关。

冠之以"鬼床"名，鬼，与神相对，指穴内物质为地部经
水。亦言能治"鬼病"。床，承物之器也。《说文》："床，安身
之坐者。"意指穴内经水被它物承托而行。本穴位于下颌角上，
地仓所摄之水谷经气，经大迎在此稍有驻留而载之上至下关，
故名鬼床。

2. 穴位主治

本穴位于面部，居下牙床骨，下颌关节可转动之处，故可
治疗面颊肿痛，牙齿疼痛，下颌关节脱位，以及面瘫见口㖞、

诸癫狂痫或神昏见口噤不开者。

（1）颊肿，齿痛，落架风。

因颊车为足阳明胃经穴，阳明多气多血，头面为病常多为阳证，故本穴以治面肿齿痛属热者为长。如《千金要方·头面第一·口病》："颊车，主口僻痛，恶风寒不可以嚼。"《针灸甲乙经》："颊肿，口急，颊车骨痛，齿不可以嚼，颊车主之。"《灵光赋》："颊车可灸牙齿愈。"《针灸大成》："两腮颊痛红肿：大迎、颊车、合谷。"《治病要穴歌》："颊车，主落架风。"落架风，指颊车骨脱臼，即下颌关节脱臼。

（2）口㖞，口噤不语。

口㖞乃面部经筋、肌肉受风拘挛牵拉所致，口噤不语因下颌关节紧闭所致，本穴位于面部肌肉中，居下颌关节可转动之处，故取之可疏通局部经气，松动紧闭之关节，故可治口㖞及口噤。如《百症赋》："颊车、地仓，正口㖞于片时。"《千金要方·风懿第六·针灸法》："中风口噤不得开，灸机关。"《玉龙歌》："口眼㖞斜最可嗟，地仓妙穴连颊车，㖞左泻右依师正，㖞右泻左莫令斜"，杨继洲注"灸地仓之艾，如绿豆，针向颊车，颊车之针，向透地仓。"

世人皆墨守其陈规以为颊车能治疗癫狂痫，皆因《针灸大成》等所载"孙真人十三鬼穴歌"有"七针鬼床，即颊车，入五分"也，然遍寻古籍未得其治疗此类疾病之例，而《千金要方·诸风第二·灸法》："治久风猝风，缓急诸风，猝发动不自觉知，或心腹胀满，或半身不遂，或口噤不言、涎唾自出、目闭耳聋，或身冷直，或烦闷恍惚、喜怒无常，或唇青口白戴眼，角弓反张，始觉发动即灸神庭一处七壮，穴在印堂直上发际是。

次灸曲差二处各七壮，穴在神庭两旁各一寸半是。次灸上关二处各七壮，一名客主人穴，在耳前起骨上廉陷者中是。次灸下关二处各七壮，穴在耳前下廉动脉陷者中是。次灸颊车二穴各七壮，穴在曲颊陷者中是。次灸廉泉一处七壮，穴在当头直下骨后陷者中是。次灸囟会一处七壮，穴在神庭上二寸是。次灸百会一处七壮，穴在当顶上正中央是。次灸本神二处各七壮……"可见十三鬼穴之第七针颊车对症取穴，非独能治癫痫，因癫狂痫发作时常有牙关紧闭，口噤不开之症，而从来人者鼻吸口呼，通天地之气，若乎口嗜，则天地之气不通，阴阳不得互根，久则阴阳决离而死，故开牙关，除口襟对于治疗癫狂痫至关重要，故以颊车为之而收入"十三鬼穴"中耳。《针灸大成·认筋法歌》治疗急慢惊风不省人事时口噤有"牙关紧，颊车泻"亦是其理，非能治急慢惊风也。

3. 刺灸法

针时直刺 0.3 ~ 0.5 寸。《素注》：针三分。"如前《玉龙歌》及杨继洲所注，治疗口㖞应配合地仓以透刺："针向颊车，颊车之针，向透地仓"。亦可灸。《铜人》："针四分，得气即泻；日灸七壮，止七七壮，炷如麦大。"《明堂》："灸三壮。"

（九）鬼市——承浆

承浆又名"天池"（《甲乙经》）、"悬浆"《铜人》）、"垂浆"《圣济》首见于《灵枢·气府论》。位于面部，当颏唇沟的正中凹陷处。为任脉与足阳明胃经交会穴。

1. 穴名释义

承，承受，奉承。浆，口中之浆水，在此指口涎而言。承浆者，指口内承受浆液而言。《释名·释形体》："口下曰承浆，承浆水也。"人口中之浆液，养生家称为琼浆玉液，《黄庭内景经》以口中津液为玉液、體泉、玉浆、玉津。乃由舌下渗透出，汇于天池，经舌尖向上舐送。由上颚膛翻转向后下方流降，流入咽喉，降至接近廉泉处，受舌咽挤迫而下咽，本穴内通舌下，正应口内天池。因近天池为存储津液之处，故名为"承浆"，又名"天池"，又名"悬浆"。悬浆则喻口水出天池，由咽后下行也，有如瀑布之凌空而下，故名之以"悬"。若徒自表面观之，则仅沾受饮食之余沥耳。

又有一说，承，承受也。浆，水与土的混和物也。承浆意指任脉的冷降水湿及胃经的地部经水在此聚集。穴内为胃经地仓穴传来的地部经水以及任脉廉泉穴冷降的地部水液，至本穴后为聚集之状，本穴如同地部经水的承托之地，故名。

冠之以"鬼市"名，鬼，与天相对，指地部经水也。亦指本穴可治"鬼病"。市，集市也。意指本穴所聚琼浆之多。意同"天池"。意指本穴为地部经水的集散之地。故名"鬼市"。

2. 穴位主治

本穴近于任督二脉之交，故可治牙疼、口噤等症。又为足阳明经左右交叉及任脉之会，故能主治口㖞、邪风、半身不遂等症。穴虽浅小，但是居经脉交汇交叉之要隘，故具重要功效。

（1）口㖞，流涎，面痛，齿痛，头项痛。

承浆穴归属任脉，任脉循行环唇，而本穴又近于口，故能治口唇及邻近部位疾病。如《百症赋》："承浆泻牙疼而即停。"《针灸大成》："牙疳烛烂，生疮：承浆（壮如小筋头大，灸七壮）"，"舌强难言及生白苔：关冲、中冲、承浆、聚泉"，又有：

"口内生疮，名枯槽风：兑端、支沟、承浆、十宣"。《治症总要歌》："中风口噤不开：颊车、人中、百会、承浆、合谷（俱宜泻）。"又《通玄指要赋》："头项强，承浆可保。"颈项痛为病在阳，本穴归属阴脉之海，针刺该穴为病在阳取之阴之意。又如《玉龙歌》："头项强痛难回顾，牙疼并作一般看，先向承浆明补泻，后针风府实时安。承浆宜泻，风府针不可深。"

（2）癫狂痫。

任脉乃阴脉之海，督脉乃阳脉之海，任督合而称"小周天"，乃阴阳交通，经气流注的小循环，而承浆归属任脉，任脉在此环唇，与龈交合，故取之可打通督脉，交通阴阳，有醒脑开窍之功，能治阴阳错乱之癫狂痫。如《类经图翼》："又十三鬼穴云，此名鬼市，治百邪癫狂，当在第八下针。"《千金要方·风搏第四·癫病》："兑端、龈交、承浆……主癫疾呕沫，寒热痉互引。又云：承浆，大迎主寒热凄厥，鼓颔癫痉口噤。"《针灸聚英》："妇人卒口噤，语音不出，风痫，灸承浆五壮。"

（3）消渴，大小便热证。

消渴乃肾水枯竭，水火不济，脾胃据败所致，本穴归属任脉，任脉乃阴脉之海总督一身之阴水，而《面部五步歌》："承浆属肾居下唇"，而肾又司二便，故取承浆能调动储存之阴水以济肾水，能治消渴之证及大小便热证。如《千金要方·心腹第二·消渴病》："承浆、意舍、关冲、然谷，主消渴嗜饮。"《针灸大成》"消渴：金津、玉液、承浆。"《千金要方·心腹第二·大小便病》："承浆，主小便赤黄，或时不禁。"《杂病歌》："小便不禁上承浆"。《针灸大成》："便毒痈疽：昆仑、承浆、三阴交。"

3. 刺灸法

针时斜刺 0.3~0.5 寸。《素注》："针二分，留五呼，灸三壮。"《明堂》："针三分，得气即泻，留三呼，徐徐引气而出。"此为泻承浆，与《玉龙歌》疗项强及牙痛之"承浆宜泻"合。亦可灸之，《铜人腧穴针灸图经》："灸即血脉通宣，其风应时立愈，其艾炷不用大，一依小筋头作炷……"，"灸七壮，止七七壮"。《针灸聚英》："日灸七壮，过七七停四五日后，灸七七壮。若一向灸，恐足阳明脉断，其病不愈。停息复灸，令血脉通宣，其病立愈。

（十）鬼窟—劳宫

劳宫又名"五里""掌中"，首见于《灵枢·本输》。位于手掌心，当第 2、3 掌骨之间偏于第 3 掌骨，握拳屈指时当中指尖下。为手厥阴心包经荥穴。

1. 穴名释义

劳，指劳苦，操劳，劳作。宫，王者之所居，又为要所，喻中央。劳，病苦也。《淮南·精神》："使人之心劳。"《论语·为政》："有事弟子服其劳。"手司劳作，穴在掌心，能治妨碍手部劳作诸病，且穴在手掌中间为手部高贵之处。故因其所在与功用而得名。

本穴又名"五里"，高式国认为因其可治凡外症之关于内因者，谓能治多经病，以功能言也。推究穴名称号，古人亦曾逐步改善。本穴又曾名"掌中"，无奈过于浅显。名"五里"则迂隐费猜，且与他经"五里"雷同，终不若"劳宫"二字为佳。

冠之以"鬼窟"名，鬼，与天相对，指地部经水也。亦指本穴能治"鬼病"。窋，洞穴也。窋，字从穴，从屈，屈亦声。"屈"意为"身体蜷缩折叠"。"穴"指地洞。"穴"与"屈"联合起来表示"洞穴狭小，人在里面只能卷曲着身子待着"。本义：空间狭小的土穴。又指人或物汇集处，此处言心包经气血汇聚于此穴。《说文》："窋，鬼崛也。"故鬼窋可理解为鬼怪出入之洞穴，言此穴责在治疗各种鬼怪作祟所致疾病。

2. 穴位主治

本穴为手厥阴心包经之荥穴，《灵枢·顺气一日分为四时》："病变于色者取之荥。"《难经·六十八难》："荥主身热。"故本穴可治喉咽、心脏、胃肠及神志诸病，尤治热者，如大小便血、吐衄呕逆、口臭、烂龈、中风、悲笑、黄疸、热病、汗不出等症。

（1）心痛，口舌生疮，口臭，呕血，尿便血。

心开窍于舌，心经热盛则口舌生疮，舌本痛。心包乃心之外衣，代心受邪，心包经与三焦相表里，热移三焦则热迫血行，上焦见咯血，中焦见呕血，下焦见尿血便血。劳宫为心包经荥穴，主治心经热盛，故可治上述各症。如《千金要方·热病第五·热病》："中冲、劳宫、大陵、间使、关冲、少冲、阳溪，主热病烦心心闷而汗不出，掌中热，心痛，身热如火，浸淫烦满，舌本痛。"《针灸甲乙经》："衄不止，呕吐血，气逆，噫不止，嗌中痛，食不下，善渴，舌中烂，掌中热，欲呕，劳宫主之"，"口中肿腥臭，劳宫主之"。《圣惠方》："小儿口有疮蚀龈烂，臭秽气冲人，灸劳宫二穴，各一壮。"《玉龙赋》："劳宫、大陵可疗心闷疮痍。"《医宗金鉴》："主治痰火胸痛，小儿口疮及鹅掌风等证。"《千金要方·心腹第二·大小便病》："劳宫主大便血不止，尿赤。"《针灸聚英·便血》："便血不止。灸劳宫、太白、会阳。"

（2）中风昏迷，中暑，癫狂痫。

心主神，《灵枢·邪客》所谓"精神之舍也，其藏坚固，邪弗能容也。容之则心伤，心伤则神去，神去则死矣。故诸邪之在于心者，皆在于心之包络。"此即心包心受邪，热盛扰神或心窍被蒙发为癫狂痫，夏季暑气通于心，暑邪直中心包，身热不扬而神昏，故取心包经之荥穴劳宫以泻心经之热而清心开窍宁神。如《针灸甲乙经》"风热善怒，中心喜悲，思慕唏嘘，善笑不休，劳宫主之。"《杂病穴法歌》："劳宫能治五般痫，更刺涌泉疾若挑。"《千金要方·惊痫第三·灸法》："肠痫之为病，不动摇、灸两承山，又灸足心两手劳宫。"肠痫者，《婴童宝鉴》云"身体手足并不动摇，但直而不至痉"。

3. 刺灸法

针时直刺 0.3～0.5 寸，《素注》："针三分，留六呼。"《明堂》："针二分，得气即泻，只一度，针过两度，令人虚。禁灸，灸令人息肉日加可灸。"针两度则恐泄心气至虚，禁灸乃恐动心火故，然不可拘泥，当辩证为之，如《千金》治肠痫，灸之。《铜人》："灸三壮。"

（十一）鬼堂——上星

上星又名"明堂"（《圣惠》）、"神堂"（《针灸聚英》），首见于《针灸甲乙经》位于头部，前发际正中直上寸。为督脉穴。

1. 穴名释义

上者，升也，大也，指头部。《淮南子·说山》："是以能上之。"星，指精气。《说文》："万物之精，上为列星"。《颜氏家训·归心》："星为万物之精。"中医有鼻通天气，目比日月之说，而穴在前头部正中，正为阳精所聚之处。穴居头上，犹如星之居上，精英四照，故又名神堂、明堂。

又有，人当审思之际，多先反目上视。俾意与脑合，而后虑之能得。闭目凝神，回光返照，则往事如见，喻犹黑夜之有明灯也。穴在头上，因名"上星"。

一说，此穴在额之最高处陷中如豆大，如星以悬于天者然，故曰上星。

冠之以"鬼堂"名，鬼，指本穴善治"鬼病"，堂，正厅也。《说文》："堂，殿也。"清·段玉裁注："堂之所以偶殿者，正谓前有陛四缘皆高起。"此说合于上面"额之最高处陷中如豆大"，亦有《针灸甲乙经》："上星一穴，在颅上，直鼻中央，入发际一寸陷者中，可容豆，督脉气所发"应之，故名鬼堂。

2. 穴位主治

详玩星字之义，尤前所述，则本穴之大用可知矣。故凡属风热上冲，鼻塞、鼻衄、风眩、目不远视，如雾迷蒙，一切上焦沉阴，头目不清之症，悉可取此。

（1）头面鼻目病。

本穴居头上，头为诸阳之会，穴归督脉，为阳脉之海，风热易袭，发为头面鼻之病。风邪犯肺，肺气郁闭则鼻塞流涕，不知香臭；风袭阳位则头项经脉拘急而头眩项急；风热侵目则目赤睛痛。故取本穴可祛风泻热，通鼻清目，主治一切头目不清之症。如《玉龙歌》："鼻流清涕名鼻渊，先泻后补即可痊，若是头风并眼痛，上星穴内刺无偏。"《针灸大成》："鼻塞不知香臭：迎香、上星、风门。"《千金要方·头面第一·头病》："上星，主风头眩颜清。（又云：上星主风头引颔痛。）"《玉龙赋》："头风鼻渊，上星可用。"《胜玉歌》："头风眼痛上星专。"《杂病穴法歌》："衄血上星与禾髎。"《千金要方·目病第一》："目中痛不能视，上星主之。"《针灸大成》"张子和曰：目肿、目翳，针神庭，上星，囟会，前顶，翳者可使立退，肿者可使立消。"《针灸大成·治病要穴》："上星，主鼻渊，鼻塞，息肉及头风目疾。"《针灸大成·耳目门》："睛痛：内庭、上星。"

（2）中风，癫狂痫。

督脉入络脑，脑为元神之府，位居头部，易受外邪扰动，或因内生痰火，蒙蔽清窍，或因肝肾阴虚生内风，扰动心神而致中风及癫狂痫。本穴位居头顶，乃阳精之会，督脉之穴，有醒脑开窍之功，故能主治。如《千金要方·风痹第四·癫病》："偏历、神庭、攒竹、本神、听宫、上星、百会……主癫疾呕逆。"《类经图翼》："又十三鬼穴，此名鬼堂，主百邪癫狂，当在第十下针。"《针灸大成·心邪癫狂门》："癫疾：上星、百会、风池、曲池、尺泽、阳溪、腕骨、解溪、后溪、申脉、昆仑、商丘。"《杂病歌》："癫疾上星百会头。"《针灸大成》："小儿慢脾风，目直视，手足搐，口吐沫：大敦、脾俞、百会、上星、人中。"而对于相应的针灸法，则有《千金要方·诸风第二·灸法》："治风灸上星及百会各二百壮。"《针灸大成·中风急救针法》："中风头皮肿，目眩虚，振寒热，目疼不能远视：上星（针灸）。"《针灸聚英》："痰挟气，虚火动其痰，针上星、风池、天柱。"《针灸甲乙经》："癫疾，上星主之，先取譩譆，后取天牖、风池。"

（3）疟疾。

《千金要方·温疟第十五·刺灸法》："温疟上星主之，穴在鼻中央直发际一寸陷容豆是也，灸七壮。"温疟是指内有伏邪，至夏季感受暑热而发的一种疟疾。《金匮要略·疟病脉证并治》云："温疟者，其脉如平，身无寒，但热，骨节疼烦，时呕……"。故知其乃暑热之气引动伏邪而发，故可以灸阳精之位上星，取火郁而发之之意。又有《针灸大成·刺疟论》："刺疟者，必先问其病之所先发者，先刺之。先头痛及重者，先刺头上及两额、两眉间出血（头谓上星、百会，额谓悬颅，眉间谓攒竹等穴是也）。"

3. 刺灸法

针时常平刺 0.5 ~ 0.8 寸，可灸。《素注》："针三分，留六呼，灸五壮。"《铜人腧穴针灸图经》："以细三棱针刺之，即宣泄诸阳热气，无令上冲头目。可灸七壮，不宜多灸，若频灸，即拔气上，令人目不明。"可见用治风热外袭之头目不清之症，可用三棱针点刺出血以宣泄热气。

（十二）鬼藏—会阴

会阴又名"屏翳"（《甲乙经》）、"金门"（《千金要方》）、"下极"（《医宗金鉴》）、"海底"（《针方六集》）、"下阴别"（《素问》），首见于《针灸乙经》。位于会阴部，男性当阴囊根部与肛门连线中点，女性当大阴唇后联合与肛门连线的中点。为任脉穴。

1. 穴名释义

会阴：会，聚会，会合。阴，指阴气，阴部，下部。穴当下腹最低处前后阴之间，归属任脉，任脉总摄全身诸阴之脉，为阴脉之海，阴气之所聚会，故名"会阴"。又《素问·骨空论》王冰注："冲脉起于气冲，从少腹之内，与任脉并行。又言"冲脉与任脉皆起于胞中。"冲、任皆属阴脉，故名"会阴"。犹言诸阴之会也。又本穴在处，四翳如屏，故又名"屏翳"。屏翳之义，遮以蔽也。然高式国认为此"屏翳"与鸠尾穴之别名"尾翳"互误，当以会阴穴为"尾翳"乃佳，以其近于尾骨也。而当以鸠尾穴名之"屏翳"，以其近于巨阙，犹中庭之门称屏门也。屏或尾之误，以字形近也。

冠之以"鬼藏"名，鬼，在地下，指阴气，亦言本穴能治"鬼病"。藏，隐藏，隐匿之义。《说文》："藏，匿也。"又有存储之意。《礼记·中庸》："宝藏兴焉。"本穴位于阴位，藏于平素难见之处，乃诸阴之会，极阴存储之地，故名"鬼藏"。其别名"下极""下阴别""海底"亦同此。

2. 穴位主治

穴在两股夹裆，两阴窍之间，故能治谷道、子宫、精室阴器诸处之病。

（1）前阴中病。

《针灸甲乙经》："任脉别络，侠督脉、冲脉之会。"其卷九："小便难，窍中热，实则腹皮痛，虚则痒瘙，会阴主之。"《针灸大成》："主女子经水不通，阴门肿痛。"《普济》："女子经不通，男子阴端寒冲心。"《针灸铜人经》："灸三壮，主会阴、谷道瘙痒。"故对于临床由各因素引起之排尿不畅及尿潴留，女子月经不调、外阴炎、阴道炎，男子由阳虚阴寒引起的阳痿、射精不能等有佳效。

（2）肛门直肠病。

自《针灸甲乙经》之后的针灸文献皆有会阴治疗痔疮、大便不通的记载，《千金要方·卷三十针灸下·心腹第二·大小便病》："会阴，主阴中诸病，前后相引痛，不得大小便。"《千金翼方》第二十八卷："主大便不通……飞扬商丘复溜劳宫会阴承筋扶承委阳委中，并主之。"对于直肠脱垂者，亦有佳效。

（3）急救，神志病。

针刺会阴穴用于急救在民间广为流传，一些民间医生甚至将刺会阴治猝死、昏迷列为家传秘法。《针灸聚英》卷一："卒死者，针一寸，补之。溺死者，令人倒驮出水，针补，尿屎出则活。余不可针。"《针灸资生经》卷四："产后暴卒，灸会阴，三阴交。"亦有用治暴痫不知人，卒发癫狂者，《千金要方·小肠腑方·疯癫第五·针灸法》："狂疯骂詈挝斫人，名为热阳风，灸两吻边燕口处赤白际各一壮，又灸阴囊缝三十壮，令人正卧核卵上灸之，勿近前中卵，恐伤阳气也。"《针灸大成》及《类经图翼》亦有以上记载。

3. 刺灸法

《铜人》云："可灸。"《流注指微赋》云："禁针（平日）"。其他针灸文献有言，凡幽僻掩遮之处，多禁针，皮肉浅薄之处，多禁灸。然针者实多，多取胸膝位或左侧卧位，下肢屈曲，直刺五分至一寸，病者多有酸麻抽掣感。灸者虽有如前文献记载，然直接灸稍嫌不便，故或改之以针，或改以麦粒者小灸。

另外，会阴穴与人体头顶的百会穴为一直线，是人体精气神的通道。百会为阳接天气，会阴为阴收地气，二者互相依存，相似相应，统摄着真气在任督二脉上的正常运行，维持体内阴阳气血的平衡，它是人体生命活动的要害部位。经常按摩会阴穴，能疏通体内脉结，促进阴阳气的交接与循环，对调节生理和生殖功能有独特的作用。

（十三）鬼臣—曲池

曲池又名"鬼腿""泽阳"（《千金翼方》）、"洪池"，首见于《灵枢·本输》。位于肘横纹外侧端，屈肘，当尺泽与肱骨外上髁中点。为手阳明大肠经合穴。

1. 穴名释义

曲，弯曲。《书·洪范》："木曰曲直。"故曲有屈曲不直之意，地形弯折处亦名曲。池，水之停聚处。《广韵》："停水曰池。"穿地通水亦名池。又鲁之古地名，鲁国汉阳县北。《春秋·桓十二年》："盟于曲池。"穴在肘臂屈曲时肘横纹端凹陷如池之处，故名"曲池"。故以其名义，必须屈肘取穴，凹陷方显。经气至此，有如水之入池，用以借喻命名。

又有一说，曲，隐秘也，不太察觉之意。池，水的围合之处、汇合之所。曲池名意指本穴的气血物质为地部之上的湿浊之气。本穴物质为手三里穴降地之雨气化而来，位处地之上部，性湿浊滞重，有如雾露，为隐秘之水，故名曲池。而以此推之，此穴气血盛，包含大量水湿，故又名"洪池"。

又冠之以"鬼臣"之名，鬼臣，风止也。鬼臣名意指本穴的气血物质无风的横向运动。大肠经属金，金气为神为君，其所克的风为鬼为臣，且本穴物质由手三里穴传来，在本穴聚集而无风木的横向运动，风为死鬼，故名鬼臣。言指能治风邪所致一切病症者。

2. 穴位主治

本穴为大肠经合穴，大肠与肺相表里，外邪犯肺亦致表证见发热、鼻塞流涕，或皮肤见隐疹，因肺气郁闭而多见大便异常，故泻大肠可泻肺热。或风中于神志发为癫痫，喉咽，肘臂肩腕等处之症，以经络之所过也。

（1）风邪所犯病。

由"鬼臣"之名，可知本穴治疗风之疾病有良效，外感风邪发为表证，症见恶发热，头项拘急等，如《医宗金鉴》："主治中风，手挛筋急，痹风疟疾，先寒后热等证。"《针灸甲乙经》："伤寒余热不尽"；风中脏腑见半身不遂，偏枯者，如风直中心包，发为癫狂者，尤其热结大肠，腑气不通以致浊气上扰清窍出现神志不清者，曲池尤善主之，如《千金要方·治诸风方·诸风第二》："治久风猝风，缓急诸风，猝发动不自觉知，或心腹胀满，或半身不遂，或口噤不言、涎唾自出、目闭耳聋，或身冷直，或烦闷恍惚、喜怒无常……灸曲池二处各七壮。"《针灸甲乙经》："惊狂""癫疾吐舌"；再有，风客于皮肤发为隐疹，如《千金要方·痈肿毒方·隐疹第五》："风热赤疹，灸曲池二穴，随年壮。"

（2）热病。

本穴为手阳明大肠经合穴，阳明为多气多血之经，常气盛有余而发为热病，故可治热证或热迫血行见鼻衄或热煎津液至津液不足者，如《灵枢·经脉》："目黄，口干，鼽衄。"《针灸甲乙经》："身热，瘈瘲痹重。"《千金要方·热病第五·热病》："曲池，主热病烦心心闷，先手臂身热，瘈瘲，唇口聚，鼻张，目下汗出如珠。"

（3）经脉所过病。

经脉所过，主治所及，故本穴亦可治疗手阳明大肠经循行所过之处病症，如《针灸甲乙经》："胸中满，耳前痛，齿痛，目赤痛，颈肿，寒热，渴饮辄汗出，不饮则皮肤热。"《针灸甲乙经》："目不明，腕急……瘰疬。"《千金要方·四肢第三·手病》："曲池，主手不可举重，腕急，肘中痛，难屈伸"。《治病十一证歌》："肘膝疼时刺曲池，进针一寸是便宜，左病针右右针左，依此三分泻气奇。"

3. 刺灸法

刺时常直刺 1.0～1.5 寸，若病为停滞于络脉之奇病，则取《灵枢·缪刺论》缪刺之法，恰如上面《治病十一证歌》之"左病针右，右针左"。如《千金要方》所载，本穴亦可灸之治疗隐疹，取火郁而发之意。而孙真人十三鬼穴中，用治癫痫时，有"火针仍要七锃锃"，故知，犹可以火针烧至七分亮以刺之。

（十四）鬼封—海泉

海泉其名首见于《针灸大全》，位于口腔内，正坐张口，舌卷向后方，当舌下系带中点处。《千金要方·疯癫第五·针灸法》只有其定位，言其用治癫狂痫而未有其名"第十三针舌头一寸，当舌中下缝，刺贯出舌上，名鬼封，仍以一板横口吻安针头令舌不得动。"本穴为经外奇穴。

1. 穴名释义

《说文》："海，天池也。"百川皆归之处，深阔无量。按海字之义，又可喻为事物广泛，作无边无际解之。清·段玉裁《说文解字注》："凡地大物博者皆得谓之海。"泉，水流的源头也。

《说文》："泉，水原也。象水流出成川形。字亦作洤"。晋·陶渊明《归去来兮辞》："泉涓涓而始流。"穴居口中舌下，口浆之出处，故"泉"，配"海"者，言泉下深阔无量，故其出源源不断，故得名。

冠之以"鬼封"名，鬼，居地下，指阴也，言本穴出阴液。又言本穴能治"鬼病"，封，封疆，封土，领域。《说文》："封，爵诸庚之土也。"此言本穴乃阴液之疆土，指阴液之出，皆出于此。故名"鬼封"。

2. 穴位主治

本穴居口中舌下，乃口浆之出也。琼浆玉液出于"海泉"，下注"天池"，经过咽喉，降沥胸腹。内调脏腑，外泽肌腠，如天降雨露，润泽万物也。故一切火热干燥，津液缺乏之症皆可取之。

（1）重舌肿胀，口疮，乳蛾。

本穴居口中，舌下，故尤治口腔舌头之火热干燥之症。如《针灸大全》："重舌肿胀，热极难言……海泉一穴，在舌理中。"《针灸大成》："重舌肿胀，热极难言：十宣、海泉、金津、玉液""舌缩难言，名曰阴强：心俞、膻中、海泉"，"口内生疮：海泉、人中、承浆、合谷"。《针灸大成·治症总要》："单乳蛾症：少商、合谷、海泉。"乳蛾是以咽喉两侧喉核（即腭扁桃体）红肿疼痛，形似乳头，状如蚕蛾，上见黄白脓点为主要症状的喉病。发生于一侧的称单乳蛾，多由外感风热，侵袭于肺，上逆搏结于喉核；或平素过食辛辣灸煿之品，脾胃蕴热，热毒上攻喉核；或温热病后余邪未清，脏腑虚损，虚火上炎等引起。

（2）癫狂痫。

癫狂痫或因外风直中，或因内生痰湿，蕴而化热，上扰心神，蒙蔽清窍，或因肝肾阴虚化火，但总有神志异常，或癫或狂或不知人事。本穴居舌下，舌为心之苗，故取本穴可泻火之苗而通心窍，有清心醒神之功。且癫狂痫及中风等病发作时常有舌强之症，乃舌体缺乏阴液滋润而失其用，本穴位于舌下，浆液出焉，取之亦可兼治舌强难言。如《千金要方·疯癫第五·针灸法》："第十三针舌头一寸，当舌中下缝，刺贯出舌上，名鬼封，仍以一板横口吻安针头令舌不得动。"《针灸大成》载"孙真人十三鬼穴歌"有"十三舌头当舌中，此穴须名是鬼封。"

（3）消渴。

消渴乃肾水枯竭，水火不济，火热煎熬阴液，脾胃俱败所致，而本穴乃浆液之源头，故取海泉可引导阴液下注，济肾补液以治消渴。如《奇效良方》："治消渴，用三棱针出血。"

3. 刺灸法

针时直刺 0.1～0.2 寸，《针方六集》："治舌上诸病，针不宜深。"对比如前所述诸证，本穴宜以圆利针或细三棱针点刺出血，以泻热清心开窍。

（十五）间使

间使又称"鬼路"，首见于《灵枢·本输》。位于前臂掌侧，当曲泽与大陵连线上，腕掌横纹上 3 寸，掌长肌腱与桡侧腕屈肌腱之间。为手厥阴心包经经穴。

1. 穴名释义

间，间隙，孔窍。又相间即相伴之意。《说文》："隙也。从门，从月，谓月光可以从门而入也"。使，臣使，使役。《说文》："使，令也。"穴在两筋之间，为臣使用命及君臣相间行事之处。《内经》："心包为臣使之官"。心主神，为君，心包为君之使也。即执行命令者谓之使。又劳役亦谓之使。《吕氏春秋·音律》："而农民无所使。"注："使，役也。"间使为心包五腧中之经穴，正臣使用命在前臂两筋间之间隙。又张隐庵曰："间使者，君相间行之使道。"谓此乃君主臣使之气相间而行之道路也，亦通。

亦称其"鬼路"者，鬼，与天相对，指穴内物质为地部经水。路，通行的道路。鬼路名意指心包经的经水由本穴流行通过。本穴物质为郄门穴传来的地部经水，经水在本穴只是流行通过，故名"鬼路"。

2. 穴位主治

本穴属手厥阴心包经穴，为心之使，故能治本经病、心包病、情志病及气机不畅之病，如心胸如饥、呕沫、少气、中风，气塞、霍乱，干呕、心痛、多惊、久疟、客忤、昏危不语，猝死等症。

（1）心包病。

间使乃心包经经穴，《灵枢·顺气一日分为四时》曰："病变于音者取之经。"《难经·六十八难》："经主喘咳寒热。"故本穴能治疗喘咳、热病、表证犯及咽喉者，如《针灸大成》："咽中如梗，间使、三间"；又能治心包经之经病见心悸、心烦、心痛者，如《针灸甲乙经》："热病烦心，善呕，胸中澹澹，善动而热，间使主之。"《医宗金鉴》："主治脾寒证，九种心痛，脾疼，疟疾及瘰疬久不愈。"此外，邪中心包，心包代心受邪，发为癫狂，亦可治之，如《千金要方》："狂邪发无常，被头大唤欲杀人，不避水火，及狂言妄语，灸间使三十壮。"

（2）月经不调。

因本穴物质为郄门穴传来的地部经水，经水在本穴定要流行通过，不能壅结不去，且性属阴，同气相求，故能治阴血之不通者，发于女子则为月经瘀而不通，如《针灸大成》："治月水不调，血结成块。"可明间使所治月经不调乃以血瘀为主，症见月事不畅，有血块者。

3. 刺灸法

常规乃直刺 0.5 ～ 1.0 寸，寒凝心包发为心痛或癫狂者，灸之直通心脉为宜。

（十六）后溪

首见于《灵枢·本输》，位于手掌尺侧，微握拳，当小指本节（第五掌指关节）后的远侧掌横纹头赤白肉际处。为手太阳小肠经腧穴，八脉交会穴，通督脉。

1. 穴名释义

后，有方位之义，是与前谷之"前"相对。《书·冏命》："实赖左右前后有位之士，匡其不及。"溪，水注川曰溪，是山洼流水之沟；又筋膜之连接处，即《素问·气穴论》所云"肉之小会为溪"。《针灸甲乙经》："后溪者，木也。"言其穴性属木也。

又有前谷、后溪两穴俱承少泽之泽，犹雨露充沛，沟渠盈溢，经气流行，如走溪谷，故称"前谷""后溪"。本穴位于小指本节后的横纹头处，较前谷高起，有小肉之会，故名"后溪"。

2. 穴位主治

本穴为手太阳小肠经的腧穴，又为八脉交会穴，通督脉，经脉所过，主治所及，故能治督脉及小肠经经脉循行所过之处病痛；其次，督脉为阳脉之海，故后溪能治诸热病、疟疾等；小肠经络心，心主神，督脉入络脑，脑为髓海，为元神之府，故本穴亦能主治精神、神志异常的疾病，如癫狂痫等。

（1）痛证。

督脉循腰背，上行头项，小肠经循手臂外侧后廉，出肩解，绕肩胛，故本穴可治疗发生于此两经通路上经气不通引起的一切痛症如后头痛、落枕、肩周炎、腰痛、手臂外侧痛、下肢痛、足跟痛等。如《扁鹊神应针灸玉龙经》："治伤寒头痛。"《通玄指要赋》："头项痛，拟后溪以安然。"《千金要方·头面第一·项病》："后溪，主项强急痛不可以顾。"《针灸甲乙经》："治臂臑射臂痛。"《圣惠方》："射臂腕重难屈伸，五指尽痛，不可掣也。"《肘后歌》："胁肋腿痛后溪妙。"《百症赋》："后溪环跳，腿痛刺而立轻。"下肢、足跟虽不是督脉及小肠经循行部位，是足太阳膀胱经所过，然手太阳与足太阳同气相求，又督脉主一身之阳，取后溪通督脉以通调足太阳膀胱经之经气也。

（2）精神、神志异常病。

小肠经络心，心主神，督脉入络脑，为元神之府，故后溪能醒脑安神，镇惊止痉，以治疗癫狂痫等精神、神志类疾病。如《通玄指要赋》："痫发癫狂兮，凭后溪而疗理。"《拦江赋》："后溪专治督脉病，癫狂此病治还轻。"《胜玉歌》："后溪鸠尾及神门，治疗五痫立便痊。"《千金要方·风痹第四/癫病》："后溪，主泣出而惊"。

（3）热病、疟疾。

太阳经为一身之外藩，风邪大多从太阳而入，后溪是手太阳小肠经母穴，施以泻法，使天食于子，可领邪外出；又督脉主一身之阳，故后溪能宣阳祛邪，清热截疟，治疗热病、骨蒸、黄疸、疟疾等。如《千金要方·热病第五·热病》："后溪，主热病汗不出"。《百症赋》："阴郄后溪，治盗汗之多出。"又："治疸消黄，皆后溪劳宫而看。"《玉龙歌》："时行疟疾最难禁，穴法由来未审明，若把后溪穴寻得，多加艾火即时轻。"《千金要方·热病第五·疟病》："后溪，主疟寒热"。

（4）面部五官病。

此外，因小肠经循行"上颊，至目锐眦，却入耳中……别颊上拙，抵鼻，至目内眦"（《灵枢·经脉》），故可治疗面部疾病以及目病、耳病、鼻病，因后溪通于督脉，故尤以治疗热性病证者效佳。如《针灸甲乙经》："后溪，主目刺痛，眦烂，生翳膜暴痛，鼽衄，发聋。"《千金要方·头面第一·鼻病》："后溪，主鼻衄窒，喘息不通。"《千金要方·头面第一·目病》："后溪，主目泣出。"此外，尤可治面肌痉挛、面瘫之闭目不能、风热之暴聋等等。

3. 刺灸法

常规直刺 0.5～1.0 寸。民间有一针三穴法，即后溪透劳宫、内合谷，对于热病、癫狂痫及中风之手腕挛急等疗效好。主治痛证时，强刺激以配合患者运动关节者效佳。主治热病时可于此处点刺放血。由《玉龙歌》："时行疟疾最难禁，穴法由来未审明，若把后溪穴寻得，多加艾火即时轻。"可知本穴尤可灸以治疟，取火郁而发之也。

（十七）神庭

神庭又名"天庭""发际"，首见于《针灸甲乙经》。位于头部，当前发际正中上 0.5 寸。为督脉、足太阳膀胱经与足阳明胃经交会穴。

1. 穴名释义

神，指脑之元神。庭，宫廷，庭堂。意为此乃脑神所居之高贵处。本穴居头颅之上，脑在其中，而脑为元神之府，为人的精神智能生发之处，为神识所在，故名"神庭"。道经中有三丹田之说，《中黄经》以脑宫为上丹田，心宫为中丹田，腹胃为下丹田，也称为上、中、下三庭。《黄庭中景经》注："面有神庭。"《续博物志》云："面者，神之庭也。"《黄庭内景经》注："神处其中则灵，灵则应，应则保身。"故神庭者脑神之宅，保身之堂也。顾名思义，则知其功用在神也。

又有，神，天部之气也。庭，庭院也，聚散之所也。意指督脉的上行之气在此聚集。本穴物质为来自胃经的热散之气及膀胱经的外散水湿，在本穴为聚集之状，本穴如同督脉天部气血的会聚之地，故名。其别名"天庭"名意同此。

2. 穴位主治

《淮南子》云："神者，智之渊也"。故凡治有关神识之症，皆可取本穴。主烦闷恍惚，癫疾风痫诸疾。又凡医书所载之神，乃自身神识之神。须先识此，不可混也。凡属治疗神识之穴位，灵感最敏，成败亦因之最速。凡刺此等穴位，均须慎审从事。

（1）精神、情志异常类疾病。

神庭乃督脉、足太阳膀胱经与足阳明胃经三条阳经之交会穴，督脉入络脑，足太阳膀胱经亦从巅入络脑，脑为元神之府，为髓海，有赖水谷之海充养，又神庭位于头上部，头为诸阳之会，故头部经气不通发为头痛、髓海不充发为眩晕，两者兼之则元神失养则惊悸不寐，又六淫之风易袭阳位，常中头部发为头痛、癫痫等，神庭穴均可主之。如《千金要方·风痹第四·癫病》："主癫疾呕逆。"《铜人腧穴针灸图经》"治癫疾风痫……惊悸不安寐。"《千金要方·头面第一·头病》："神庭，主寒热头痛。"《针灸大成》："主登高而歌，弃衣而走。角弓反张，吐舌，癫疾风痫，目上视不识人，头风目眩……惊悸不得安寝。"《千金要方·诸风第二·灸法》："或烦闷恍惚、喜怒无常，或唇青口白戴眼，角弓反张，始觉发动即灸神庭一处七壮。"《针灸资生经》："风痫目戴上不识人，神庭、丝竹空。"

（2）中风。

头为诸阳之会，病理上易受风邪侵入，中于经络发为中风，神庭位处三条阳经交会处，取之可宣阳祛风。如《千金要方·诸风第二·灸法》："治久风猝风缓急、诸风猝发动不自觉知，或心腹胀满，或半身不遂，或口噤不言、涎唾自出、目闭耳聋，或举身冷直…始觉发动即灸神庭一处七壮。"

（3）五官疾病。

本穴为三条阳经交会处，足阳明胃经"起于鼻，交颏中，旁约太阳之脉，下循鼻外"，足太阳膀胱经"起于目内眦"，督脉"至鼻柱"，故循经能治目痛流泪及鼻疾。如《千金要方·头面第一·目病》："神庭，主目泣出。"《千金要方·头面第一·鼻病》："神庭，主鼻衄清涕出。"《针灸大成》："目肿、目翳，针神庭。"

3. 刺灸法

针刺时常平刺 0.3～0.5 寸，因擅治神志病，故针时可向百会穴方向透刺，可增强清头宁神之效。治疗中风及癫痫时，可与发作前有征兆时（如中风、手麻等）或始觉发动之初施以直接灸法。《针灸大成》："神庭星前发际寻，诸风灸庭为最妙。"关于壮数，《针灸大成》又云："凡欲疗风，勿令灸多。缘风性轻，多即伤，唯宜灸七壮，至三七壮止。"《素注》灸三壮。《铜人腧穴针灸图经》灸二、七壮，止七七壮。

（十八）乳中或膻中

1. 乳中

又名"乳首""当乳"，首见于《针灸甲乙经》。位于胸部，当第四肋间隙，乳头中央，距前正中线 4 寸。为足阳明胃经穴。

（1）穴名释义。

乳，即乳房。《说文》："人及鸟生子曰乳，兽曰产，从孚从乙。乙者，玄鸟也。"在此指胸廓左右乳腺集合之膨大部分，左右各一，女子之乳可有汁，汁所从出曰乳房。中，指中央。本穴位于乳头中央，故名"乳中"。

（2）穴位主治。

本穴为足阳明胃经穴，其内之乳汁来源于水谷之海。朱丹溪曰：乳房，阳明经气所经，乳头厥阴肝气所经。肝开窍于目，故本穴能治目瘤也。明·高武之《针灸聚英》及清朝（康熙前）的《凌门传授铜人指穴》中所载"疗鬼病十三穴"中主治癫狂痫。

（3）刺灸法。

临床多以本穴为取穴标准，不针。《千金要方·针灸刺禁法第三》："乳中，禁不可刺。"然多位医家认为本穴是可灸的。大多认为治癫痫，俱用灸；治目瘤，则放血。

然有一说，认为此徐秋夫之"乳中"，非言本穴"乳中"，而指两乳连线之中央，即心包募穴膻中穴，结合十三鬼穴主治特点及乳中穴禁针及大多为取穴标准的特点，余认为膻中较为可信。故有膻中穴的分析如下。

2. 膻中

又名"元儿"（《甲乙经》）、"胸堂"（《千金要方》）、"上气海"（《类经图翼》）、"元见"（《针灸大成》），首见于《灵枢·根结》。位于胸部，前正中线上，平第四肋间隙，两乳头连线中点。为任脉井穴，心包募穴，八会穴之气会。

1）穴名释义。

膻为多音字，音 shān，从肉，从亶，亶亦声。"亶"意为"天然的""原味的"。"肉"与"亶"联合起来表示"肉的天然气味"。本义：羊臊气。亦泛指臊气，《庄子·徐无鬼》："蚁慕羊肉，羊肉膻也。"或指有膻味的兽肉，如《说文》："膻，肉膻也。诗曰：膻裼暴虎。"又指类似羊臊气的恶臭，如《列子·周穆王》："王之嫔御，膻恶而不可亲。"

穴位名中音 dàn，同"袒"，袒露之意，指本穴袒胸露乳方可取之。中，指胸中。膻中，心包络名。

《灵枢经·胀论》云："膻中者君主之宫城也"。盖指心包膜部位而言。本穴内景正应心包外腔，故名"膻中"。体会宫城为用，则其应症可想而知矣。《素问·灵兰秘典》谓："膻中为臣使之官。"盖古时称君主所居为宫室，故由中庭再进而臣使在焉。《普济方》："膻中为气海，然心主为君，以敷宣散令，膻中主心，以气有阴阳。气和志适，则喜乐由生；分布阴阳，故官为臣使也。"在人身而喻臣使者，即心脏外卫充盈之气，俗称心气，又名中气。倘中气有所减损，则人体各部之气，均来填补。犹诸侯之会师勤王者，故称"膻中"为气会，又称为"上气海"，此与任脉之下部气海穴相对而言，以诸气有时来归也。有因此中气之伤，致人体全局之气，因之削弱，即此理也。又名"胸堂"，意指本穴位于胸部，无他意。"元见"名，元，首也，气也，指元气；见，会面，会见。言本穴乃气之会首，意合"气会"，"元儿"名意同于此。

2）穴位主治。

《难经》曰："气会膻中。疏曰：气病治此。"故本穴能治一切气病如气滞引起胸闷胸痛，气逆引起咳嗽气喘、呕吐，气乱引起心慌心悸、神志大乱，气虚引起气短等。又为心包募穴，心包为心之外围，代心受邪，故能治心之受扰诸病。气为血之帅，血为气之母，气血为乳汁生化之本，故本穴亦主治妇人缺乳。由此宫城再进则玉堂、宣室矣，盖古人寓言取譬者也。本穴主治颇关要害。

（1）气病。

《难经》云："热病在内者，取会之气穴也"，又有"上焦者，在心下，下鬲，在胃上口，主内而不出，其治在膻中。"即指气壅于内，郁而发热，亦有气有余便是火，俱乃实证，皆可取气会膻中以泻之。气病包括气实及气虚，气之实证包括气滞、气逆、气乱，膻中皆可治之。如《行针指要歌》："或针气，膻中一穴分明记。……或针吐，中脘、气海、膻中补。"

气逆如风寒犯肺，肺气上逆之咳嗽哮喘，如《针灸大成》："伤风感寒，咳嗽咳满：膻中、风门、合谷、风府。"《千金要方·咳嗽第五·灸法》："上气咳逆，胸痹背痛，灸胸堂百壮，不针。上气咳逆，灸膻中五十壮。"《甲乙经》："咳逆上气，唾喘短气，不得息，口不能言，膻中主之。"《玉龙歌》："哮喘之症最难当，夜间不睡气遑遑，天突妙穴宜寻得，膻中着艾便安康。"气逆又有胃气上逆之呕吐，如《针灸大成·八脉图并治症穴》："气膈五噎，饮食不下：膻中、三里、太白。……呕吐痰涎，眩晕不已：膻中、中魁、丰隆。"

气滞于胸，不通则痛，如《千金要方·胸痹第七·灸法》："胸痹心痛，灸膻中百壮。"《针灸大成》："膈疼饮蓄难禁，膻中、巨阙便针。"《针灸大成·胸背胁门》："胸中寒：膻中。"《千金要方·心腹第二·胸胁病》："膻中、天井，主心胸痛。"

气乱则易发神志病，乱于腹则腹满转鸣，如《千金要方·惊痫第三·灸法》："若腹满短气转鸣，灸肺募，……次灸膻中。"乱于嗌则易发噎膈，如《胜玉歌》："噎气吞酸食不投，膻中七壮除膈热。"《针灸大成·咽喉门》："咽食不下：灸膻中。"

风邪或中经络或直中脏腑，气机郁滞，心气不通，心之苗失养则不能灵活转动则舌缩难言，膻中即为气会，能调畅气机，又为心包络之募穴，能清心开窍宁神，使舌窍通而能言。如《针灸大成》："舌缩难言，名曰阴强：心俞、膻中、海泉"，又有"中风不语：少商、前顶、人中、膻中、合谷、哑门"。

因其他疾病而产生痰饮、水湿、瘀血等阻碍气机，导致局部之气相对不足则亦可取之，可畅气机以利水湿，如《针灸大成》："单腹蛊胀，气喘不息：膻中、气海、水分、三里、行间、三阴交。"

（2）妇人缺乳。

气为血之帅，血为气之母，气血为乳汁生化之本，故本穴为治妇人缺乳之要穴，因多以气虚故，所以操作时多以灸为主。如《针灸大成妇人门》：无乳：膻中（灸）少泽（补），此二穴神效"，又有"妇人血沥，乳汁不通：少泽、大陵、膻中、关冲。"

3）刺灸法。

气之实证多针，针刺时多针尖向下平刺 0.3～0.5 寸，气之虚证多灸。《甲乙经》云："刺入三分，灸五壮"。《明堂》："灸七壮，止二七壮，禁针。"《铜人》则云："其穴禁不可针，不幸令人夭折"。《资生经》亦云："灸七七壮，禁针"。后世医家多依其说。明·汪机《针灸问对》曰："心为一身之主，至贵不可犯，膻中、鸠尾、巨阙，心之宫城也。……夫针三穴，犯真心，死不可救"。可见，古代医家对该穴一般只灸不针，然多因其对人体解剖不熟，多有刺伤内部脏器所致。本穴实证终宜针，西北针王郑魁山即自有家传手法金钩钓鱼以治疗气之实证，尤其是气滞之症。故不能墨守成规，应辨证为之。

（十九）阳陵泉

阳陵泉又名"阳陵"，首见于《灵枢·九针十二原》。位于小腿外侧，当腓骨头前下方陷处。为足少阳胆经合穴，八会穴之筋会。

1. 穴名释义

《内经》所谓"阳之陵泉"。阳，阴、阳之阳。陵，大埠也。

泉，指水流至地而出。《说文》："泉，人原也。像水流出成川形。字亦作洤"。阳陵，指人体外侧局部之隆起处，经气深聚者为泉。又此穴在膝下外侧，腓骨小头前下方凹陷处，为脉之所出，因喻犹阳侧陵下之深泉也。内与阴之陵泉对应，故名"阳陵泉"。该穴名意指胆经经水由膝阳关穴飞落下传至本穴，与胆经膝下部经脉上行而至的阳热之气交会后，随胆经上扬的脾土尘埃吸湿后沉降于地，胆经上部经脉落下的经水亦渗入脾土之中，脾土固化于穴周，脾土中的水湿则大量气化，本穴如同脾土尘埃的堆积之场和脾气的生发之地，故名。

2. 穴位主治

本穴为足少阳经合穴，又为八会穴之筋会，具有清泄肝胆，舒筋利节之功，主治偏风，半身不遂、足膝冷痹不仁、脚气、筋挛、黄疸、口苦、胁肋疼痛、小儿惊风等。

（1）伤筋之病。

《素问·脉要精微论》："膝者筋之府"。故后人以本穴为治筋病之会穴。筋，肝胆所主之风也。顾名思义，本穴可治疗一切伤筋之病如腰膝等关节跌打扭伤、肌肉劳损等。凡治筋病，先取本穴，后取他穴。《铜人腧穴针灸图经》："治膝伸不得屈，冷痹脚不仁，偏风半身不遂，脚冷无血色。《针灸大成》："主膝股内外廉不仁，偏风半身不遂，脚冷无血色。"《医宗金鉴·刺灸心法要诀》："主治两膝肿痛，及冷痹不仁，半身不遂，腰背重痛，起坐艰难，面目浮肿，胸中胀满，两足疼痛难移，起坐不能支持等证。"《马丹阳天星二十六歌》："膝肿并麻木，冷痹及偏风，举足不能起，坐卧似衰翁，针入六分止，神功妙不同。"

（2）肝胆病。

本穴属足少阳胆经，与足厥阴肝经相表里，故取之可主治肝胆经病。胆经病则有"口苦，善太息，心胁痛（《灵枢·经脉》），肝经病则有"呕逆，飧泄"等。此外胆附于肝，内藏清汁，肝与胆在生理上相互联系，在病理上相互影响。故肝胆多同病，因湿热蕴结，入侵肝胆，胆汁外溢；或脾阳不运，湿热内阻，胆汁外溢；以及肝郁气滞、肝胆湿热、肝胆实火等所引起的病症如黄疸等，都属本穴的治疗范围。如《针灸甲乙经》："胁下支满，呕吐逆，阳陵泉主之。"《素问·奇病论》："有病口苦，取阳陵泉。"《千金要方·头面第一·口病》："阳陵泉，主口苦，嗌肿介介然。"又诸风掉眩，皆属于肝，故能治中风、惊风等。如《针灸大成》："中风角弓反张，眼目盲视……阳陵泉"；又有"阳证，中风不语，手足瘫痪者……阳陵泉（先针无病手足，后针有病手足）"。

（3）情志病。

肝气条达，恶郁，郁则易生病，病则胁满，胆受之则失决断，则"善太息……心澹澹恐如人将捕之"，《千金要方·胆腑脉论第一》云："刺阳陵泉。"明·高武之《针灸聚英》及清朝（康熙前）的《凌门传授铜人指穴》中所载"疗鬼病十三穴"中主治癫狂痫。后亦有用其治疗癔症性瘫痪者。

3. 刺灸法

针时常直刺 1.0~1.5 寸，亦可透刺阴陵泉。治疗中风之阳证时，《针灸大成》："先针无病手足，后针有病手足"，乃调动健侧充盈之气血以通调患侧瘀滞之气血也。亦有火针操作者，如《针灸大成》："最是阳陵泉一穴，膝间疼痛用针烧。"亦可用治伤筋之病,《铜人腧穴针灸图经》云:"针六分,留十呼,得气即泻。又宜灸留针,日灸七壮,至七七壮。"

(二十) 行间

首见于《灵枢·本输》,位于足背侧,当第1、2趾间,趾蹼缘后方赤白肉际处。为足厥阴肝经荥穴。

1. 穴名释义

行,足之用为行。《说文》:"行,人之步趋也。"或有经过、流动、传布之义。《史记·扁鹊仓公列传》:"气已上行,至头而动,故头痛。"气得行而通,滞得行而解。本穴为行走着力之处,其用,着重泻法。泻之俾使郁气通行也。间,有隙义,指经过、病愈为病间。即病得通行而告愈也。犹云气得行,而病得间也,故曰"行间"。

又有,肝经的水湿风气由本穴顺传而上。大敦穴传来的湿重水气,至本穴后吸热并循肝经向上传输,气血物质遵循其应有的道路而行,故名"行间"。

2. 穴位主治

《灵枢·本输》:"肝脉溜于行间。"《难经·六十八难》:"所溜为荥。"本穴为肝经荥穴,有疏肝理气,调经活血之功。主治月经过多,闭经,痛经,白带,阴中痛,遗尿,淋证,疝气,胸胁满痛,呃逆,咳嗽,洞泄,头痛,眩晕,目赤痛,青盲,中风,癫痫,瘕疝,失眠,口㖞,膝肿,下肢内侧痛,足跗肿痛。

(1) 经带病。

女子以肝血为用,但凡肝血受邪,易影响女子经带胎产。

本穴为肝经荥穴，《难经·六十八难》云："荥主身热。"，故本穴可治疗女子经带受热见月经过多，崩漏及湿热带下等。《千金要方·妇人病第八》："月事不利，见赤白而有身反败阴寒、刺行间，入六分，灸三壮。"

（2）中风，癫痫。

肝经极易气郁，化热生风，扰动心神发为癫痫，或风中脏腑经络发为中风。又肝主筋，足厥阴肝经"与督脉会于巅"，而督脉入络脑，故能治中风、癫痫。中风之半身不遂、手脚挛急尤可取之。如《针灸甲乙经》："癫疾短气，呕血，胸背痛，行间主之。"《千金要方·风病第四·癫病》："行间，主惊痫狂走癫疾。"《针灸大成》："中风半身瘫痪，行间"；又有"破伤风，因他事搐发，浑身发热癫强……行间。"

（3）经脉所过病。

足厥阴肝经循股膝内侧中央，"入毛中，环阴器……布胁肋，循喉咙之后，上入颃颡，连目系，上出额，与督脉会于巅"（《灵枢·经脉》），颃颡指鼻咽部，故可治头痛、目眩、目赤肿痛、胁肋疼痛、阴中痛、遗尿、淋证、膝肿、下肢内侧痛、足跗肿痛等。如《灵枢》："厥心痛，色苍苍，如死状，终日不得太息，肝心痛也，取之行间、太冲。"《针灸大成》："行间，治膝肿目疾"；又"胁肋下痛，心脘刺痛，气海行间阳陵泉"；又"张洁古治前阴臊臭，泻肝行间"。《千金要方·淋闭第二·灸法》："小便失禁，灸行间七壮"；《千金要方·心腹第二·大小便病》又有："行间，主振寒溲白，尿难而痛"。

3. 刺灸法

针时常直刺0.5～0.8寸，《素注》："针三分。"亦可灸，如

《针灸聚英》："痫痛间作无度，乘痛时灸大敦行间中脘。"治疗月经病时，《千金要方·妇人病第八》有："灸三壮"；又有治小便失禁"灸七壮"。

综上即为十三鬼穴演变史上所涉及的20个穴位的穴名释义、穴位主治及刺灸方法的分析归纳，至此，可根据各个穴位的主治、穴性等对十三鬼穴的治病机理进行分析及总结。

二、组方意义及治病机理

在针灸发展史上，十三鬼穴在各期组穴不同，然用治疾病均有效，其见载于《千金要方》以来，各医家从其穴所属经脉、所系脏腑、所在位置、所具穴性对其机理做了多方面的探讨。总结起来，其用治疾病的主要机理有以下几种：

（一）调全身阴阳

首先，从组方看，现在临床常用的孙真人十三鬼穴除去舌中下缝一穴外，剩下十二个穴，刚好是六穴为阳经穴（人中，申脉，风府，颊车，上星，曲池），六穴为阴经穴（少商，隐白，大陵，承浆，劳宫，会阴），其中督脉三穴，任脉二穴，心包经二穴，肺、大肠、脾、胃、膀胱经各一穴。经有气血之别，膀胱经和心包经属于多血少气，肺经和脾经属于少血多气，大肠经和胃经属于多血多气，气为阳，血为阴，任督二脉亦是一阴一阳，由此看来，分属的六经在阴阳上是恰好对等的，由此可窥见其调整阴阳之妙。

其次，从其各穴所属经脉的机能来看，有七穴属任督二脉，督脉主干行于背部正中，背属阳，其循行多次与手足三阳经及阳维脉交会，故能总督一身之阳经，称"阳脉之海"，其经气发生异常时，可导致阴阳乖错，发生"大人癫痫，小儿风痫"等，故可以经取之；另外《素问·骨空论》有："督脉者，起于少腹以下，……贯脊属肾……上额交巅，上入络脑上贯心……"，《难经·二十八难》与《针灸甲乙经》亦有"督脉入属于脑"，明·李时珍曰："脑为元神之府"，由此可知，以督脉与心、脑的联系，可直接调节精神神志活动，故《铜人腧穴针灸图经》曰："水沟，治……失笑无时，癫痫语不尊卑，乍喜乍苦。"《席弘赋》也云："人中治癫功最高"。对于同属督脉的风府及上星《针灸大成》有云："风府主伤寒狂走欲自杀，目妄视，头中百病"，"以细三棱针，宣泄诸阳热气，无令上冲头目"。任脉主干行于腹部正中，腹为阴，其脉多次与手足三阴经及阴维脉交会，故能总任一身之阴经，称"阴脉之海"。

另，从各鬼穴所处部位来看，大多位于四肢末端或血管、神经末梢丰富之处，如少商、隐白为井穴，而人中、承浆、会阴、海泉都位于或近于经脉起止点，和井穴类似，故又称"类井穴"，针刺这些部位的穴位都有调节阴阳、醒神开窍之功，亦有助于收敛神气，使耗散之心气回归本位。四肢为经气之本，经气始发之处，位于四肢部的穴位又可激发经气，疏通肢体局部及全身气血，并对肢体功能的恢复有积极作用。"头为诸阳之会""脑为元神之府"，故神庭、风府、人中等能醒脑开窍，是针对病因病位、标本同治的紧急救治方法。会阴位于极阴之处，对全身阴阳有通调作用。

再有，任督二脉为十二正经气血的储备经脉，二脉交会于龈交穴，循经往复，维持着人体阴阳脉气的相对平衡，故任督二脉的盛衰偏虚，常为导致精神情志之病的因素。《素问·宣明五气论》曰："邪入于阳则狂，入于阴则痹，搏阴则为癫疾。"《难经·二十难》曰："重阳者狂，重阴者癫。"皆说明癫狂等神志病与任督之阴阳失调有关。承浆为任督二脉与手足阳明经之会，从阴引阳，宣通阴脉之海而滋阴降火，调和阴阳。督脉三穴配合承浆可调节任督，维系阴阳，使阴阳互补，阴平阳秘。

（二）调心主神志

以上涉及的 20 个穴位中间使、大陵及劳宫皆属心包经，膻中为心包募穴，心包居胸中，位处于心之外围，有护卫心神的作用，在病理情况下，心包有代心受邪的作用，故心与心包有非常密切的关系，心藏神，故心有统率全身脏腑、经络、形体、官窍的生理活动和主司精神、意识、思维和情志等心理活动的功能，正如张介宾在《类经》中指出："心为五脏六腑之大主，而总统魂魄，兼赅意志……"，《灵枢·本神》说："所以任物者谓之心"，在病理状态下则各种不良的情志刺激均反映在心，即《灵枢·口问》"悲哀愁忧则心动，心动则五脏六腑皆摇"，又张介宾在《类经》说："情志之伤，虽五脏各有所属，然求其所由，则无不从心而发"，故调节心神在情志疾病的治疗中起着至关重要的作用。《灵枢·九针十二原》："五脏有疾，当取之十二原"，大陵为心包经之原穴，《针灸聚英》云："主治……善笑不休……喜悲泣惊恐……狂言不乐"，《玉龙歌》亦有"大陵穴内人中泻，心得清凉气自平"，对于劳宫，《针灸资生经》云："配大陵治嬉笑不止"。又间使为心包经经穴，《千金要方》云："狂邪发无常，被头大唤欲杀人，不避水火，及狂言妄语，灸间使三十壮。"配合心包募穴膻中具有泄心火，通心气，宁心神的作用。且心开窍于舌，配合舌下中缝之海泉穴，心火清则心君自宁。

（三）调肝利胆气

神志虽为心所主，然与肝胆疏泄密切相关，心属火，肝胆属木，两者为母子关系。正常情志活动赖以气机的调畅，肝主疏泄，调畅气机，性喜条达而恶抑郁，胆附于肝，藏胆汁，主决断，肝与胆在生理上相互联系，在病理上相互影响，肝胆配合才能维持疏泄功能正常，人之情志才能正常。十三鬼穴之所主症，其病机多表现为升泄太过，即常有肝阳上亢或肝气上逆等病理变化，行间为肝经荥穴，《难经·六十八难》："荥主身热"，阳陵泉为胆经合穴，《灵枢·邪气脏腑病形》："合治内府"，两者合用能泻肝胆实火，条畅肝胆气机。再有大陵、劳宫、间使三穴，同属心包经，代心受邪，舌下中缝位处心之窍。实则泄其子，故此三穴有泄心火以疏肝胆之木气的作用，配合行间及阳陵泉以通调气机，则情志自愈。同时筋会阳陵泉有解痉祛风之功效，为治疗痫症瘛疭抽掣的要穴。

（四）调全身气血

精气血是人神志活动的物质基础。心为五脏六腑之大主，调神志，主血脉；肺为相傅之官，朝百脉，助心行血，且主一身之气，合而则疏调气机、活血化瘀；脾主运化，生化气血，为生痰之源；颊车属阳明胃经之穴，胃经为多气多血之经，且脾胃合为后天之本，气血生化之源，所以调节心肺脾胃的功能在治疗精神、情志病中起着非常重要的作用，另外，少商与隐白属于肺脾经的井穴，少商为肺经气所生发之穴，位于阴阳之交接处，可通瘀活血，配合肺经原穴、脉会太渊以调百脉之气，助心行血；隐白为脾经气所生发之穴，其穴气通肝木，可运脾化痰，豁痰开窍。《丹溪心法》："癫属阴，狂属阳……大率多因痰结于心胸间"，说明癫狂多有痰迷心窍。脾为生痰之源，肺为储痰之器，故少商配合隐白，即手足太阴经井木相配，可清肺健脾，化痰浊。又《难经·六十八难》云："井主心下满……"，可见井穴有调节气机，活血通瘀，激发经气的作用。而曲池与颊车，一为手阳明经之合穴。《难经·六十八难》云："合主逆气而泄……"；一为足阳明胃经穴，配合用之可疏导阳明经气，调畅气血，通络散结，通腑泄热。颊车与隐白配合，一可健脾开胃，一可泻大肠之热，清气上升，浊气下降，升降有序，气血调达。故用治精神、情志病中有独特的效果。

三、特殊针灸方法

十三鬼穴在古代主要用治精神、神志方面的疾病，孙真人"十三鬼穴歌""百邪癫狂所为病，针有十三穴须认……——从头逐一求，男从左起女从右……"，可见其用治情志类疾病时有严格的针灸操作方法，临证时若操作有误则会影响到其疗效。故其初载于《千金要方》即见其独特的针灸方法。

（一）先后顺序

首先是顺序，自十三鬼穴有载以来的所有文献，均记载了其操作的顺序，"凡针先从鬼宫起，次针鬼信，次至鬼垒，又至鬼心，针至五六穴即可知矣"（《千金要方·小肠腑方·疯癫第五·针灸法》），"若数处不言便遍穴针也"，若扎了数穴病情无起色则应扎全所有鬼穴，但也要按照一定顺序，《千金要方》《千金翼方》《针灸大全》《针灸聚英》及《针灸大成》均有记载，即鬼宫→鬼信→鬼垒→鬼心→鬼路→鬼枕→鬼床→鬼市→鬼窟（鬼路、鬼市）→鬼堂→鬼藏→鬼腿（鬼臣）→鬼封。

（二）左右顺序

以十三鬼穴治疗精神、神志类疾病时，除有穴位的先后顺序外，亦有左右顺序。《千金要方·小肠腑方·疯癫第五·针灸法》及《千金翼方·针邪鬼病图诀法》均言"男从左起针，女从右起针"，《针灸大全》《针灸聚英》及《针灸大成》亦称如遇双穴，"男从左起女从右"，而《针灸大成》后又补充云："男子先针左起，女子先针右起，单日为阳，双日为阴，阳日阳时针右转，阴日阴时针左转"，其具体机理未见记载，但可从阴阳角度来看，左属阳，右属阴，男属阳，女属阴，同气相求故男从左起女从右；而阳日阳时针右转，阴日阴时针左转意为从阳引阴，从阴引阳，可见是一个调整阴阳的过程。亦有医者认为此可从方剂学配伍中的"反佐药"的作用来分析此原理，此种方法是以防格拒，即先顺应事物本来的特性，使其不至于开始即产生对抗，以起到相反相成的作用。

（三）特殊针刺

十三鬼穴用治精神、神志类疾病，也讲究各个穴位的针刺方法。首先，回顾各文所载，人中和承浆均要"左边下针右边出"，而刺鬼封舌中下缝时，《千金要方》云"刺贯出舌上……仍以一板横口吻安针头令舌不得动"，《针灸大成》则云"刺出血，仍横安针一枚，就两口吻，令舌不动"，心开窍于舌，此即使邪有出路，心火得泄则受扰之神明自安。其次，《千金要方》中记第五、六、七、十及十二针以"火针七针针三下"，即以火针针七次，每次入三分。《针灸大全》《针灸聚英》及《针灸大成》亦提出第五针鬼路申脉要"火针三下七锃锃"，即以火针烧至七分锃亮，连刺三下。第七针鬼床颊车要"针要温"，即"以香白芷作圆饼，套针上，以艾蒸温之"（《针灸聚英·温针》），第十二针鬼腿（鬼臣）"火针仍要七锃锃"，细看不难发现以火针操作的均是阳经穴，以火针刺之，能"大开其孔穴，不塞其门，风邪从此而出；若气针微细，一出其针，针孔即闭，风邪不出，故功不及火针"（《针灸聚英·火针》）故火针以刺各阳经穴，大泄逆上之阳气则元神得安，一般毫针一刺有恐效力不够。而颊车因处于面部，面上忌火针，故以温针行其血气即可。

（四）灸法

十三鬼穴用治精神、神志类疾病除有穴位以针具操作外，亦有穴位用灸法，即十一针阴下缝，要"灸三壮"。杨继洲明确指出此穴"男即会阴，女即玉门头"。然十三个穴位中，只有此穴不针乃灸，是因会阴为任脉起始穴，任脉属阴，此穴位于阴部乃阴中之阴，灸三壮为阳法，以阳法疗阴穴，有通调阴阳之效。

亦有灸鬼法，又名秦承祖灸鬼法，其法所用"鬼哭穴"最早见于孙思邈《千金翼方》，曰："治卒中邪魅恍惚振噤……鼻下人中及两手足大指爪甲，令艾炷半在爪上，半在肉上，七炷不止，十四炷，如雀矢大作之……治野狐魅……合手大指急缚大指灸合间二七壮，当狐鸣而愈。"可见鬼哭穴不止一穴，《针灸大成》更加详细描述该穴的定位和主治，并指出该穴另一名称为"鬼眼"，曰："鬼眼四穴在手大拇指，去爪甲角如韭叶，两指并起，用帛缚之，当两指岐缝中是穴。又二穴在足大指，取穴亦如在手者同。治五痫等症，正发疾时，灸之甚效。"又《针灸快捷方式》（为明·佚名氏编，约刻成于 16 世纪上半叶，该书主体资料源于宋·王执中之《针灸资生经》和元·佚名氏《针灸集成》，乃将前者之辨穴与后者之临证取穴合而为一之作）卷之下"癫痫之证"……鬼眼四穴，在大拇指、足大指爪甲中是穴。灸五七壮。又穴灸法："手中指相合，指头上灸妙。"以上文献虽未见载有具体腧穴名，然根据其定位可知此处所取乃鬼宫—人中、鬼信—少商、鬼垒—隐白。以少商、隐白及其对侧灸之，以"出阴入阳"，在阴尽阳生之交接点上，此处刺激性强，可交通阴阳，以达"阴平阳秘"的自我调节状态。

除此以外，亦有以针操作的穴位可用灸法，如《千金要方·小肠腑方·风癫第五·针灸法》有"狂癫鬼语，灸足太阳四十壮……鬼魅灸入发一寸百壮，又灸间使手心各五十壮"，此处足太阳即指鬼路申脉，手心指劳宫；《千金翼方·卒发狂言鬼语法》亦有云"狂邪发无常，披头大唤欲杀人，不避水火者，灸间使，男左女右，随年壮"等。

（五）针时问脉

《千金翼方·针邪鬼病图诀法》云："凡针之体，先从鬼宫起……未必须并针，止五六穴即可知矣。若是邪虫之精，便自言说，论其由来，往验有实，立得精灵，未必须尽其命，求去与之……若数处不言，便遍穴针也"，是说按照顺序针有五六穴后即可询问病人，若是邪虫之精，鱼蛇之怪，便会言语，自动求去，剩下数穴就不必刺完，没必要终其性命。若病人仍不言语，则继续按顺序扎完余下穴位，"刺入十三穴尽之时，医师即当口问病人，何妖何鬼为祸，病人自说来由，用笔一一记录，言尽狂止，方宜退针"（《针灸大成》）。杨继洲在《针灸大成》记有医案"乙亥岁，通州李户候夫人，患怪症，予用孙真人治邪十三针之法，问病者是何邪为害？对曰乃某日至某处，鸡精之为害也。令其速去，病者对曰：吾疾愈矣。怪邪已去，言语遂正，精神复旧。"此是其说也。治疗卒发之癫狂痫时之问较普通之问不同，要用大拇指与二指掐住对方中指根部一节的两侧，即可问脉，言此脉为鬼脉。然现今大多医家认为此乃巫医不分，怪力乱神，不足为法。

综上，本章从所有相关的"十三鬼穴"入手，剖析了各个穴位的穴名释义、穴位主治及刺灸方法，随后对"十三鬼穴"的治病机理及文献中记载的相关操作方法作了探讨，这对明确不同穴位组方及配合不同操作治疗疾病意义重大。

第三章 十三鬼穴的适应病证及其最佳组方

作为中医文化的传承人，我们要继往开来，不能墨守成规，古代诸多文献所记十三鬼穴之适应证，多为神志改变之癫狂痫证，然而我们不能只机械地生搬硬套其来治疗癫痫等精神异常的疾病，而是应该根据其组方意义及治病机理以开拓创新，扩大十三鬼穴的治疗面，实现其更高的医学价值。百病表现各有不同，然只要所发疾病的机理与前一章所述十三鬼穴治病原理相符合，就可以运用十三鬼穴以治疗，归纳起来有癫狂症、痫症、癔症、睡眠障碍、梦游及梦魇、郁证（抑郁症）、百合病、幻听症、急救、热病及中风等。本文将分别论述。

一、精神情志疾患

（一）癫狂症

癫狂，是精神异常的一类疾病。狂可以是独立的疾病，也可以见于热病等某些疾病的过程中。癫是一种发作性疾病。由于这两类疾病都是以精神、情志异常作为主要的特征，故合称癫狂。其首见于《灵枢·癫狂》篇："癫疾始生，先不乐，头重痛，视举，目赤，甚作极，已而烦心"，"狂始发，少卧，不饥，自高贤也，自辩智也，自尊贵也，善骂詈，日夜不休。"可见癫，表现为抑郁状态，情感淡漠，沉默痴呆，语言错乱，不知饥饱，甚则僵仆直视，属阴证，如《难经·五十九难》："癫疾始发，意不乐，僵仆直视"。狂，表现为兴奋状态，喧扰不宁，衣被不敛，打人骂人，歌笑不休，多怒，甚则逾垣上屋，属阳证，如《千金翼方·卒发狂言鬼语法》："嗔喜骂笑，歌哭鬼语"，"披头大唤欲杀人，不避水火"。癫与狂在病理变化上亦有关联，癫病经久，痰郁化火，可以出现狂证；狂病既久，郁火渐得宣泄而痰气留滞，亦能出现癫症，故常癫狂并称。而幻听者，属古时自称能与"鬼"谈话者，根据《寿世保元·癫狂》："脱阴者目盲，脱阳者见鬼"，可知此症属癫之范畴，临证可照癫病论治。

1. 病因病机

《难经二十难》曰："重阳者狂，重阴者癫。"癫属阴，多虚，故表现为情绪机能低下之象；狂属阳，多实，故表现为一派机能过旺之象。如《素问·脉解》："阳尽在上，而阴气从下，下虚上实，故狂癫疾也。"而此类病症多由受到恶性的突然的精神刺激而气血逆乱，气滞痰阻，闭阻心窍以致心志失常所致。如《证治要诀》卷九："癫狂，由七情所郁，遂生痰涎，迷塞心窍，不省人事，目瞪不瞬，妄言叫骂，甚则逾垣上屋，裸体打人。"又有《杂病源流犀烛·癫狂源流》："癫狂，心与肝胃病也，而必挟痰挟火，癫由心气虚、有热，狂由心家邪热，此癫狂之由。……癫为久病，狂为暴病；癫病多喜，狂病多怒；癫有时人不之觉，是颠之轻者，狂有时人不及防，是狂之骤者。癫病痰火一时忽动，阴阳相争，亦若狂之状，狂病痰火经久煎熬，神魂迷督，亦兼癫之状，此癫狂之形势宜辨。"由此可看出，癫狂与"痰""火"关系密切，《河间六书·狂越》曰："心火旺，肾阳衰，乃失志而狂越"，《丹溪心法·癫狂》亦云："癫属阴，狂属阳……大率多因痰结于心胸间。"而清代王清任开创瘀血致本病先河，其在《医林改错·癫狂梦醒汤》中指出："癫狂……乃气血凝滞脑气"。

综上可知，癫狂基本病机为阴阳失调，神机逆乱。初起以邪实为主，病位在肝、胆、心、脾，病理因素以气滞、血瘀、痰浊、火邪为主，癫病多因情志所伤、思虑太过、所愿不遂，以致肝气郁结，心脾受损，脾失健运，痰浊内生，痰气上逆，蒙蔽心神，狂病多因恼怒悲愤，伤及肝胆，不得宣泄，郁而化火，煎熬津液，结为痰火，痰火上扰，蒙蔽心窍以致神志逆乱，狂躁不宁。久病多虚，病位在心、脾、肾，主要是气虚、阳虚、阴虚等，癫病以心脾气血两虚为主，狂病以心肾失调为多。

2. 组方治疗

根据以上癫狂的病因病机，初起病，针灸治疗癫病以涤痰开窍、养心安神为主，狂病以清心降火、宁神定志为主。取穴均以人中，少商，隐白，风府，上星（或神庭）为主，癫病加大陵养心安神，狂病加间使，劳宫，太渊，海泉以清心降火祛瘀。白日发者加申脉，夜发者加照海，口噤不开者加颊车，发病前有狂怒忧恐者加膻中疏理气机、阳陵泉及行间疏利肝胆，调畅气机。

操作时均以强刺激，狂病者海泉可点刺出血，少商及隐白予小艾炷直接灸法（灸鬼法），每穴三壮，日发者及口噤不开者取申脉及颊车以火针泻其邪，烧至七分程亮，连刺三下。男从左起女从右。留针30分钟。隔日一次。

久病，癫狂病皆阴阳气血俱虚，然关键病理因素痰仍在，故主要取穴为隐白，少商，神庭，人中，太渊，膻中，可配合养虚之穴关元，气海等。

操作时除少商、隐白以小艾炷直接灸外，关元、气海可隔姜灸或温针灸以温补阴阳气血，其余均以轻刺激，以达补益气血，调节阴阳之效。男从左起女从右。留针 30 分钟。隔日一次。因鬼穴多处多血多气之处，故针刺常会耗气伤血，加重诸虚，故以灸法为主，针刺亦为轻刺激作补。

整个穴位组方中，以隐白、少商最为重要，因痰乃关键病理致病因素，而脾为生痰之源，肺为储痰之器，隐白乃脾经井穴，少商乃肺经之井穴，故少商配合隐白，即手足太阴经井木相配，可清肺健脾，化痰浊。

3. 古今医案

宋·王执中《针灸资生经》："有士人妄语异性，且欲打人，病数月矣。予意其是心疾，为灸百会，百会治心疾故也。又疑是鬼邪，用秦承祖灸鬼邪法，并两手大拇指，用软帛绳急缚定，当肉甲相接处灸七壮，四处皆着火而后愈。更有二贵人子，亦有此患，有医僧亦为灸此穴愈"，"秦承祖灸狐魅神邪，及癫狂病，医治不差者，并两手大指，用软丝急缚，灸三壮，艾炷着四处，半在甲上，半在肉上，四处尽烧，一处不烧，其疾不愈。小儿胎痫，奶痫，惊痫，依此灸一壮，炷如麦。"

刘炳凡医案载有：谌某，女，12 岁。因黑夜外出受惊，卒不能言，静卧 2 日夜不醒，不言不食。服药无效，邀请会诊。见患者呆若木鸡，侧卧不动，手冷握拳，脉息微弱，呼之不应，口噤不开。急取陈艾，做成艾炷，隔姜灸少商、隐白穴。灸 2 壮，患者皱眉伸手，灸 3 壮，张目出声，呼痛，灸 4 壮，出汗坐起，口已开，喊要稀饭吃，神色已和。

萧少卿有：郁某，女，25 岁，因幼时遭受惊吓而致精神失常，起初如默、如痴，间因高声喧哗则仓皇失措，全身颤抖，惊恐骇叫，举发无度，数年来更加不避亲疏，或哭或笑，蓬头垢面，曾服中药并经医院治疗无效。针刺人中、少商、隐白、大陵、风府、上星、间使，隔日一次，7次后精神恢复正常，全部症状消失，睡眠8小时，食欲大振，心情愉快。

十三鬼穴有调一身之阴阳气血及调心主神志的功效，故用治癫狂症有较好疗效。《针灸资生经》之癫邪篇、鬼邪篇、癫狂篇均引用了孙思邈十三鬼穴以治疗。其余文献前已多有摘录，此处不作赘述。

（二）痫证

痫证俗称羊癫风、羊痫风，是一种发作性神志异常的病症，以发作性神识恍惚，或突然昏仆、口吐涎沫、两目上视、四肢抽搐，或口中如有猪羊叫声等为临床特征的神志异常疾病。而患者苏醒后除头晕、头痛及疲乏外一如常人。其首见于《灵枢·寒热病》，该篇指出本病主证为"暴挛、痫、眩，足不任身"。《千金翼方·卒发狂言鬼语法》对其临床表现也有"狂痫不识人""狂走癫疾""惊痫""癫厥如死人"等。《张氏医通》亦云："痫病发时，昏不知人，卒然眩仆倒地，甚则瘛疭抽搐，目上视，或口眼㖞斜，或口作六畜声；将醒时吐涎沫，醒后又复发。有连日发者，有一日三五次发者。"痫证病发无定时，有一日数发，或数日一发，数月一发，以至数年一发的。若发作时间长，次数多，或经久失治，遂成痼疾，劳累及情绪均能触发，发作过甚则精神呆钝，健忘虚弱。病情有轻重不同，轻者发作持续时间短，发作间歇长，发作程度轻，仅见目直神呆，但无抽搐、昏仆等。重者发作持续时间长，间歇时间短，发作程度重，证见猝然昏仆，抽搐涎涌等。亦有局限性发作如口、眼、手等局部抽搐，或幻视、呕吐、多汗或有言语障碍，出现无意识动作等。

1. 病因病机

本病基本病机为脏腑失调，痰浊阻滞，气机逆乱，风痰内动，蒙蔽清窍。多因七情失调，大惊大恐，或饮食失调，六淫所伤等引起，还与先天因素关系较密切。《简明医彀》卷四："此病皆由惊动其神，使脏气不平，郁而生涎，闭塞诸经，痰涎壅积，变热生风"致病。宋金时期，对本病的发病机理阐述较深刻。陈无择《三因极一病症方论·癫痫方论》指出，多种因素导致脏气不平，阴阳失调，神乱而病。朱丹溪强调乃痰迷心窍引发，其在《丹溪心法·痫》有云："无非痰涎壅塞，迷闷心窍。"且痫病之痰，具有随风气而聚散和胶固难化两大特点，这也是本病久发难愈，反复不止的原因。王清任则认为痫病的发生与元气虚，"不能上传入脑髓"，和脑髓瘀血有关。

由此可见，痫证的病因病机大致可分为积痰、郁火、瘀血、惊恐、先天因素几个方面，且常相互影响。痰可由气郁化火，炼液而生，也可由恣食厚味损伤脾胃所致。痰热迷蒙心窍，神志为之扰乱。郁火多由情志不畅，肝气郁结所生，火动生风，痰浊蒙蔽心窍，则抽搐昏仆。大惊大恐则脏气逆乱，痰阻风动，而作痫疾。先天因素之说源于《内经》，主要为胎气受损，或父母禀赋虚弱，或父母患癫痫导致小儿肝肾精血不足而脏气失调，清窍无主，易患痫证。发病初期，多以风痰闭阻，或痰火炽盛，以实证为主；日久不愈，损伤正气，表现为虚实夹杂。

2. 组方治疗

根据以上痫证的病因病机，初起病，以邪实为主，故针灸治则以豁痰开窍、息风止痫为主，取穴人中，神庭，隐白，少商，风府，承浆，间使，曲池，中脘，白昼发者加申脉，夜发者加照海，口噤不开者加颊车，发病前有狂怒忧恐者加膻中疏理气机、阳陵泉及行间疏利肝胆，调畅气机。

操作时均以强刺激，少商及隐白予小艾炷直接灸法（灸鬼法），每穴三壮，日发者及口噤不开者取申脉及颊车以火针泻其邪，烧至七分锃亮，连刺三下。男从左起女从右。加中脘加强化痰之力。阳明多气多血，取曲池以疏通气血以促祛痰，因痫病有一定的发作规律，故可在发作前予以针刺，留针 30 分钟。视发作频率而定针刺频率。

久病以虚为主，然关键病理因素痰仍在，故取隐白，少商，风府，神庭，人中，中脘，亦可配合养虚之穴关元，气海，足三里等。

因鬼穴多处多血多气之处，故针刺常会耗气伤血，加重诸虚，故操作时鬼穴除人中外均以灸法，可行九阳之数。关元、气海可隔姜灸或温针灸以温补阴阳气血，以达补益气血，调节阴阳之效。男从左起女从右。隔日一次或视发作频率而定针刺频率。

整个穴位组方中，以隐白、少商、中脘最为重要，因痰乃关键病理致病因素，而脾为生痰之源，肺为储痰之器，隐白乃脾经井穴，少商乃肺经之井穴，故少商配合隐白，即手足太阴经井木相配，可清肺健脾，化痰浊。腑以通为顺，中脘乃腑会，又为胃之募穴，治疗顽痰效佳。而间使穴为心包经经穴，能清

77

心宁神，经者，《灵枢》之"病时间时甚者取之"者也，故以治发作性的痫病。

3. 古今医案

明·高武《针灸聚英》"丹溪治一妇人，久积怒与酒，病痫。目上视，扬手踯足，筋牵喉响流涎，定则昏昧，腹胀痛冲心，头至胸大汗，痫与痛间作。此肝有怒邪，因血少而气独行，脾受刑，脾胃间有酒疾，为肝气所侮而为痛。酒性喜动，出入升降，入内则痛，出外则痫。用竹沥、姜汁、参术膏等药甚多，痫痛间作无度。乘痛时灸大敦、行间、中脘，间以陈皮、芍药、甘草、川芎汤调石膏与竹沥服之，无数。又灸太冲、然谷、巨阙及大指甲肉，且言鬼怪怒骂巫者。丹溪曰：邪乘虚而入，理或有之，与前药佐以荆沥防痰，又灸鬼哭穴，余证调理而安。"

明·杨继洲《针灸大成》"丁丑夏，锦衣张少泉夫人，患痫证二十余载，曾经医数十，俱未验。来告予，诊其脉，知病入经络，故手足牵引，眼目黑瞀，入心则搐叫，须依理取穴，方保得痊。张公善书而知医，非常人也。悉听予言，取鸠尾、中脘，快其脾胃，取肩髃、曲池等穴，理其经络，疏其痰气，使气血流通，而痫自定矣。次日即平妥，然后以法制化痰健脾之药，每日与服。"

高平洋载有：吴某，30岁，适值孕7月，痫病大作，口吐白沫，两眼上翻，口唇青紫，心跳一吸七、八至，手脚及全身阵发性抽搐，约每分钟1次，情况甚紧迫。既往有类似发作史。针刺人中、少商、隐白、大陵、颊车、承浆、上星、曲池，另加丰隆施以强刺激，施针数小时，发作减轻，间隔时间延长，约半小时至1小时发作1次。

十三鬼穴有调心主情志及调肝疏胆气的功效，故亦能用治痫证。前篇各文献多有记载，治病机理亦多有论述，此处不再重复。

（三）癔症

癔症也叫歇斯底里，为 hysteria 的译音，是由精神因素或不良暗示引起的一类神经精神障碍。与自身性格密切相关，为七情内伤而致气机升降失常，气血逆乱于心而致，常为突然发病，其表现多种多样，可分为分离症状、转换症状以及特殊表现式三大类。分离症状包括如下几类：

分离性遗忘：表现为突然不能回忆起重要的个人经历。遗忘内容广泛，一般都围绕创伤性事件。这一遗忘的表现不能用使用物质、神经系统病变或其他医学问题所致生理结果来解释。固定的核心内容在觉醒状态下始终不能回忆。

分离性漫游：伴有个体身份的遗忘，表现为突然的、非计划内的旅行。分离性漫游的发生与创伤性或无法抗拒的生活事件有关。

情感暴发：很多见。表现为情感发泄，时哭时笑，吵闹，对自己的情况以夸张性来表现。发作时意识范围可狭窄。冲动毁物，伤人，自伤和自杀行为。

假性痴呆：给人傻呆幼稚的感觉。

双重和多重人格：表现为忽然间身份改变。比较典型的就是民间说的"鬼怪附体"。

精神病状态：发病时可出现精神病性症状。与分裂症的区别主要在于幻觉和妄想的内容不太固定，多变化，并且很易受暗示。

分离性木僵：精神创伤之后或为创伤体验所触发，出现较深的意识障碍，在相长时间维持固定的姿势，仰卧或坐着，没有言语和随意动作，对光线，声音和疼痛刺激没有反应，此时患者肌张力，姿势和呼吸可无明显异常。

而转换症状主要有以下几个方面表现：

运动障碍：可表现为动作减少，增多或异常运动。

瘫痪：可表现单瘫，截瘫或偏瘫，检查不能发现神经系统损害证据；肢体震颤、抽动和肌阵挛；起立不能，步行不能；缄默症、失音症。

痉挛障碍：常于情绪激动或受到暗示时突然发生，缓慢倒地或卧于床上，呼之不应，全身僵直，肢体抖动等，无大小便失禁，大多历时数十分钟。

抽搐大发作：发作前常有明显的心理诱因，抽搐发作无规律性，没有强直及阵挛期，常为腕关节，掌指关节屈曲，指骨间关节伸直，拇指内收，下肢伸直或全身僵硬，呼吸阵发性加快，脸色略潮红，无尿失禁，不咬舌，发作时瞳孔大小正常；角膜反射存在，甚至反而敏感，意识虽似不清，但可受暗示使抽搐暂停，发作后期肢体不松弛，一般发作可持续数分钟或数小时之久。

各种奇特的肌张力紊乱、肌无力、舞蹈样动作，但不能证实有器质性改变。

听觉障碍：多表现为突然听力丧失，电测听和听觉诱发电位检查正常，失声，失语，但没有声带，舌、喉部肌肉麻痹，咳嗽时发音正常，还能轻声耳语。

视觉障碍：可表现为弱视、失明、管视、同心性视野缩小、单眼复视，常突然发生，也可经过治疗突然恢复正常。

感觉障碍：可表现为躯体感觉缺失，过敏或异常，或特殊感觉障碍。感觉缺失范围与神经分布不一致；感觉过敏表现为皮肤局部对触摸过于敏感。

另外，癔症有除上述之外的一些特殊表现形式，如下：

流行性癔症：即癔症的集体发作，多发于共同生活且经历、观念基本相似的集体中。起初有一人发病，周围人目睹受到感应，通过暗示，短期内呈爆发性流行。

赔偿性神经症：在工伤、交通事故或医疗纠纷中，受害者有时会故意显示、保留或夸大症状，如处理不当，这些症状往往可持续很久。有人认为，这属于癔症的一种特殊形式。

职业性神经症：是一类与职业活动密切相关的运动协调障碍，如舞蹈演员临演时下肢运动不能，教师走上讲台时失音等。

癔症性精神病：在精神刺激后突然起病，主要表现为意识朦胧、漫游症、幼稚与紊乱行为及反复出现的幻想性生活情节，可有片段的幻觉、妄想。自知力不充分，对疾病泰然漠视。此病一般急起急止，病程可持续数周，其间可有短暂间歇期。缓解后无后遗症状，但可再发。

而以上症状出现经现代医学检查却不能发现有器质性病变。多发生在青壮年，女性多于男性。患者一般心胸比较狭窄，性格不够开朗，而且有高度的情感性、不稳定性、易暗示性。具有这类性格的人，当生活中受到挫折或者不良的精神因素的刺激时，则亦发为本病。中医无"癔症"之名，无专门的论治，但其临床表现属中医"脏躁""郁证""奔豚气""气厥""失音"

"暴聋"等范畴。

1. 病因病机

西医对于本病的发生，有两种观点。第一种观点认为癔症是一种原始的应激现象。所谓原始反应即人类在危机状态下所表现出的各种本能反应。包括：①兴奋性反应狂奔、乱叫、情感暴发等精神运动性兴奋状态；②抑制性反应如昏睡、木僵、瘫痪、聋、哑、盲等；③退化反应如幼稚行为、童样痴呆等。第二种观点认为癔症是一种有目的的反应。临床实践发现癔症常常发端于困境之中或危难之时，而且癔症的发作往往能导致脱离这种环境或免除某些义务。

中医学相关文献无对癔症的记载，然总观本病患者的高度情感性、易暗示性，本证病理总以情志所伤、肝气郁结、气机紊乱、阴阳失调、心失所主而致。《素问·痛论》："怒则气上，喜则气缓，悲则气消，恐则气下，惊则气乱，思则气结。"《金匮要略》妇人杂病篇记有"脏躁"及"奔豚气"，谓"妇人脏躁，悲伤欲哭，象神灵所作，数欠伸"，《诸病源候论》记载"奔豚气者……惊恐忧思所生，若惊恐则伤神……忧思伤志……气积于肾，而气下上游走，如豚之奔，故曰奔豚…狂躁不定，妄言，妄见……"。气机紊乱，津液失布，聚而成痰，痰瘀互结蒙蔽心窍，则神明失灵。痰湿闭阻清窍，五脏六腑之精气不能上注于清窍，失其司职，故精神恍惚，悲忧善哭，突然失明或失音或失聪。痰瘀闭阻经络，气血流通不畅，肢体经脉失养，则突然瘫痪。

2. 组方治疗

本病临床表现虽多种多样，但究其主要病因乃以情志不遂，气机紊乱所致。故取穴以人中、神庭、承浆、膻中、大陵、行间、后溪为主。

暴喑者加间使、海泉通心络，活舌体。针刺时以强刺激，边针边询问患者是否疼痛或有何感觉以引其神，则患者常应答而病愈；癔症性瘫痪者加瘫肢上穴，如上瘫加曲池，太渊，少商，下肢瘫加环跳，阳陵泉，申脉以疏通气血，舒经活络，针刺时亦强刺激，令患者活动患肢；幻听、幻觉诸证及上证见痰阻经络或痰闭清窍者加隐白，少商化痰浊。

神庭、人中，承浆调节任督，维系阴阳，阴阳互补，阴平阳秘。大陵既泄心包热，又具醒神开窍之功。脾为生痰之源，肺为储痰之器，隐白乃脾经井穴，少商乃肺经之井穴，故少商配合隐白，即手足太阴经井木相配，可清肺健脾，化痰浊。膻中可治一切气病，配行间既调达气机，条畅情志，配隐白又气顺痰消，气血调达。

操作时主穴以强刺激为主，暴喑者海泉可点刺出血后留针，少商及隐白予小艾炷直接灸法（灸鬼法），每穴三壮。余穴均以强刺激，留针30分钟。

3. 古今医案

冷君治暴喑：男，20岁，患者1天前夜间行走时因受惊吓而致突然失语，病人完全发不出声音，可用书写进行交流，面色无华，神色不安，舌暗红，苔白厚腻，脉弦。证属气郁痰结，痰阻清窍。穴取承浆、人中、间使，强刺激，询问患者是否疼痛，患者大叫疼痛而治愈。

冷君治癔症性瘫痪：男，43岁，因与邻居发生争执而致右侧肢体不用1天，患肢局部感觉正常，经神经科检查无器质性病变及相应体征，沉默寡言，头晕，乏力，舌红少苔，脉沉细弦。诊断为癔症性瘫痪。取患侧曲池、大陵、合谷，进针得气后强刺激，并令患者活动肢体，患者可抬起上臂，并缓慢行走。留针 20 分钟。第 2 天因与邻居争吵，出现上述症状，守方继治，肢体功能恢复。随访半年未复发。

方安明等治幻觉症：梁某，女，72 岁，居民。自述月来经常与"鬼"（死去的家人）谈话，喋喋不休，不分昼夜，不能自已。查患者形瘦体弱，神志尚清，伴有面色苍白、口苦、纳差、小便短赤、眠差。诊为幻听症，乃由情志内伤，肝气郁滞，气滞痰阻，痰气上逆，闭阻心窍，以致心志失常，气郁引动痰浊而发。取穴人中、上星、承浆、曲池、大陵、劳宫、少商、隐白。治疗 3 次后睡眠改善，"鬼语"显著减少，纳食亦香。

十三鬼穴调一身气血阴阳，可泄心之郁邪以疏泄肝胆，故可用治癔症。

（四）睡眠障碍

睡眠障碍是指睡眠量的异常及睡眠质的异常或在睡眠时发生某些临床症状，如睡眠减少或睡眠过多，睡行症等，其中以失眠症最为常见。睡眠障碍常常由于长期的思想矛盾或精神负担过重者、脑力劳动者，劳逸结合长期处理不当，病后体弱等原因引起。据调查显示，成年人出现睡眠障碍的比例高达 35%。60 岁以上的老年人 57% 会出现睡眠障碍，一些城市中 2～6 岁儿童中发生睡眠障碍的占 27%～50%。此外，孕妇在妊娠末期睡眠障碍的发生率可达 75%，而一些脑卒中、帕金森病、糖尿病以及精神病患者也会出现不同程度的睡眠障碍。睡眠障碍者中有 55.5%的患者存在不同程度的社会功能障碍。中医对于睡眠，《灵枢·口问》有："阳气尽，阴气盛，则目瞑；阴气尽而阳气盛，则寤矣。"《温病条辨》亦有："阳入于阴则寐，阳出于阴则寤。"其病机总属阴阳交会失调，阳弱阴盛，白日阳不能离阴为用故嗜睡，阴弱阳强，夜晚阳不入阴则不寐。而观十三鬼穴，六阴穴六阳穴，通调一身之阴阳，故能用治睡眠障碍。

1. 不寐

不寐，首出《难经·四十六难》，以夜间不易入睡或睡而易醒为主要症状的病证。又名"夜不瞑"（《灵枢·营卫生会》）"目不瞑"（《灵枢·大惑论》）等。轻者入睡困难，时寐时醒，醒后不能再寐，重者可彻夜不眠。

（1）病因病机。

不寐，与心、肝、脾、肺、肾关系密切。思虑劳倦、阴虚火旺、肝阳扰动等因素，导致阴阳失交，影响心神而导致不寐。古有"阳气自动而静则寐，阴气自静而动则寤"。故病机关键在于阴阳失调，阳不入阴。明代张介宾《类经》指出："心为五脏六腑之大主，而总统魂魄，兼赅意志，故扰动于心则肺应，思动于心则脾应，怒动于心则肝应，恐动于心则肾应，此所以五志唯心所使也……情志之伤，虽五脏各有所属，然求其所由，则无不从心而发。"总而言之，无论情志哪端，皆由心发，故病位主在于心。心神受扰是不寐的主要病因，五脏功能紊乱、五神失藏为其主要病理基础。不寐有虚实之分，虚者多属阴虚火旺，心脾两虚，心胆气虚，实者多为肝郁化火、痰热内扰。阴虚火旺证见心烦失眠、头晕耳鸣，甚则五心烦热、多汗、口干、舌红、脉细数；心脾两虚证见多梦易醒、心悸健忘、肢倦神疲、面色少华、舌质淡、脉细弱。心胆气虚证见不寐多梦、易于惊醒、胆怯恐惧、遇事易惊、心悸气短、头晕目眩或呕苦汁、舌质淡、苔薄白、脉弦细而缓；肝郁化火证见失眠、急躁易怒、目赤口苦、溺赤、大便结、舌红苔黄、脉弦数；痰热内扰证见失眠头痛、痰多胸闷、恶食嗳气、心烦口苦、目眩、舌苔黄腻、脉滑数。故临证当辨证配穴。

（2）组方治疗。

《景岳全书》："神安则寐，神不安则不寐……心静神安则人能寐"，故治疗主要以宁心安神为主。主穴为神庭，大陵，申脉，照海。阴虚火旺者加承浆，海泉滋阴降火；心脾两虚加隐白以合大陵补心健脾；心胆气虚加阳陵泉合大陵益心补胆；肝郁化火者加行间，阳陵泉，间使疏肝利胆泻火；痰热扰心者加劳宫，隐白，海泉清心化痰。

主穴神庭配大陵，宁心安神，针刺强度以患者舒适为宜。申脉，照海为八脉交会穴，通司眼睑开合之阴阳跷脉，因失眠者为阳不入阴，故操作时泻申脉补照海。其余各穴常规操作即可。留针 30 分钟，若患者在针刺过程中入睡则可适当延长留针时间。亦可在常人睡眠点前半小时行针，患者入睡后出针。

（3）古今医案。

高宇飞、万裕萍、徐骁治失眠：取孙真人十三鬼穴治疗中风后失眠者 28 例，按头部、上肢、躯干、下肢的顺序，强刺激，留针短，针刺每天一次，治疗 1 月共 30 次。治疗组总有效率（92.86%）明显优于西药对照组（69.23%）。

李丽春治不寐：患者男性，56 岁，1 年来因工作繁忙，精神紧张加之近半月来事不顺而心烦，出现夜不得寐，甚时彻夜不寐。现：患者面色苍白，精神不振，言语低微，头昏头胀，心烦不安，二便尚可，舌红苔黄，脉弦而数。治疗：申脉用提插泻法，照海用提插补法，睛明平补平泻，加百会调神，太冲泻肝除郁，每日 1 次并嘱不可过劳，心情放松。针刺 5 次后，患者睡眠正常。

2. 嗜睡

嗜睡指不论昼夜时时欲睡，呼之可醒，醒后复睡为临床特征的一种睡眠异常状态。医称之为多寐、多眠、欲寐、多卧等。轻者神志清楚呼之可应，如精神极度疲意，称为"但欲寐"。重者终日昏昏而眠，呼之醒后不时又睡。

（1）病因病机。

中医病因学认为多是由中气不运所引起的，中气即是脾胃之气，祖国医学有脾困人则困之说。还有因为"阳"主动，"阴"主静。所以阳气不足、阴气有余时也会现嗜睡症与发作性睡病。《灵枢·寒热病》篇说："阳气盛则瞋目，阴气盛则瞑目"说明了嗜睡症的病理主要在于阴盛阳衰。李东垣《脾胃论·肺之脾胃虚论》云"脾胃之虚怠惰嗜卧"，认为多寐常见于脾胃虚弱者。《丹溪心法·中湿》认为"脾胃受湿，沉困无力，怠惰嗜卧"，提出多寐与脾虚湿盛有关。清代沈金鳌《杂病源流犀烛》认为多寐属心脾两虚。清代何梦瑶《医碥》则认为多寐可由热邪引起。亦有病后或高龄阳气虚弱，营血不足困倦无力而多寐者。

总之，多寐的病机关键是湿、浊、痰、瘀困滞阳气，心阳不振；或阳虚气弱，心神失荣。病变过程中各种病理机制相互影响，如脾气虚弱，运化失司，水津停聚而成痰浊，痰浊、瘀血内阻，又可进一步耗伤气血，损伤阳气，以致心阳不足，脾气虚弱，虚实夹杂。本病的病位在心、脾，与肾关系密切，多属本虚标实。本虚主要为心、脾、肾阳气虚弱，心窍失荣；标实则为湿邪、痰浊、瘀血等阻滞脉络，蒙蔽心窍。但总以脾虚为主，常兼见神疲乏力，四肢倦怠，头晕、纳少、舌苔白、脉虚细弱等症状。

（2）组方治疗。

总的治疗原则是补虚泻实，调整阴阳。主穴为神庭、人中、承浆、申脉、照海。心脾两虚加隐白、大陵补心健脾；脾气虚痰湿重加膻中益气升阳，脑神得养则精神自烁，加隐白健脾化痰祛湿。

主穴神庭、人中、承浆调节任督，维系阴阳，阴阳互补，阴平阳秘，操作时以强刺激即醒脑开窍。申脉、照海为八脉交会穴，通司眼睑开合之阴阳跷脉，因多寐者为阳不能出阴，故操作时补申脉泻照海。脾气虚痰湿重者膻中、隐白可以小艾炷灸三壮以益气升阳，化痰除湿。留针30分钟。

（3）古今医案。

李丽春治多寐症：患者女性，48岁，近日来精神不振，整日头昏沉、嗜睡，尤在饭后为重，呼之即醒，应答如流。现：患者面色少华，肌体困倦而重，纳食不香，形寒，舌苔白腻，脉沉滑。治疗：申脉用提插补法，照海用提插泻法，睛明平补平泻，加百会调神，三阴交健脾除湿，每日1次并嘱调理饮食，加强锻炼。针刺3次后患者明显精神好转，头清目爽。后针刺3次患者睡眠恢复正常。

3. 睡行症之梦惊、梦游及梦魇

梦惊是指在睡眠中噩梦荒诞，梦中惊惕不安，尖声怪叫，声音异常恐怖，醒后对发作情况记忆不清的一种病症。又称睡惊、梦寐惊惕等。

梦游又称睡行、梦行、夜游等。是患者睡眠时出现梦中的各种各样不自知的随意动作，醒后对睡眠中发生的行为不能回忆，白天一如常人的一种疾病。临床表现较复杂，轻重程度不一。轻者或并不下床行走，仅不由自主地坐起，做一些刻板的动作，然后卧床继续睡眠。一般病人只是起床在室内活动行走，严重的病人可见跑步、跳跃、穿衣、吃饭、扫地、担水、上街、骑车等各种活动，然后上床睡觉，或随处睡卧。梦游行是中医对梦游最早的记述，见于《灵枢·淫邪发梦》，"厥气……客于膀胱，则梦游行"。

梦魇是指睡中有噩梦，因梦卒然惊觉，可伴情绪紧张，或幻觉有重物压身，不能转动，欲呼不出，恐惧万分，面色苍白，出冷汗，胸闷如窒息状，魇后可再睡，对梦境可有片断记忆或清晰回忆。本病可发生于任何年龄，但以 3~6 岁多见。关于梦魇，隋代巢元方《诸病源候论·卒魇候》云："卒魇者，屈也，谓梦里为鬼邪之所魇屈。人卧不寤，皆是魂魄外游，为他邪所执录，欲还未得，致成魇也。"

（1）病因病机。

梦惊其记载始见于《内经》。《至真要大论》有"诸病惊骇，皆属于火"，其他篇章亦有"夜卧则惊"的记述。晋·王叔和首先将梦与惊相联系论述，且认为多属实证。宋·赵佶《圣济总录》云："肝虚胆寒，夜间少睡，睡即惊觉。"清·唐容川主张从心神肝魂而论治，王清任则认为是瘀血为患。其病在外多因外界刺激，暴受惊恐，在内多由思虑忧愁，以致心胆气虚。故邪扰神明，心神失养是梦惊发病的主要机理。《中藏经》认为"虚则多惊悸，惕惕然无眠"。《诸病源候论》提出"心气不足"，以致惊恐。《太平圣惠方》亦有"心虚则多惊，胆虚则多恐"，《重订严氏济生方》亦强调惊恐"皆心虚胆怯之候"。故本文主要从此论治。

梦游者，多因先天禀赋不足，七情郁结（尤其见怒、思、悲、恐），或劳倦过度等耗气伤神，神伤则不聪，气血伤则魄乱魂迷，因而睡中梦游。故梦游是脑神之病，但病及心、肝、脾、肾。《金匮要略》有"心气虚者，其人则畏，梦远行而精神离散，魂魄妄行"。其后，《医学入门》一书亦云："睡中或欲起行，错言妄语。"故临床以脑神失养，心胆气虚论治。

中医认为造成梦魇症的病因主要为外受惊恐，内伤心气，心神不宁，发为梦魇。惊自外来，日间有所见闻，感之于心而于夜寐之中触发怪梦，扰乱神明，恍惚惊怖，发为梦魇。或素有痰饮内停，或饮食不节，或谋虑不遂，或郁怒不解，气机逆乱，火动于内，热扰神明，或热伤阴血，心血暗耗，神失所养而致。如宋·赵佶《圣济总录》云："其寐也魂交，其觉也形开，若形数惊恐，心气妄乱，精神慑郁，志有动摇，则有鬼邪之气，乘虚而来，入于寝寐，使人魂魄飞荡，去离形干，故魇不得寤也。"阐述了此病乃外受惊恐，心神被扰，神魂不宁所致。宋·严用和《济生方》亦提出此病是因惊恐伤神，耗伤心气所致。此外，唐·孙思邈《千金要方》云："凡人常卧，不宜仰卧，以手复心上必魇，不得卧，若暗中著魇，不得以火照之，亦不得近前急呼，但捻下心上手，然后慢慢唤觉。"论述了睡姿不当亦可引起梦魇。

此三者共为睡中疾病，可独立出现，亦可相伴为病。如梦惊中可有梦魇，或同梦游一起出现，故概而论之。大多由饮食不节，内生痰湿，郁而化热，痰热扰神，或外受惊恐致心胆气虚而心神失养所致。十三鬼穴既能调节一身之阴阳，又能疏利肝胆，宁心安神，故可以为治。

（2）组方治疗。

总的治疗原则为补虚泻实，调理阴阳，安魂宁神，调整神机。主穴：人中、神庭、承浆、风府、间使、行间。痰热扰神者加曲池、隐白泻热化痰，升清降浊，加劳宫清心安神；心胆气虚加大陵、阳陵泉补心益胆；《百症赋》说："梦游不宁，厉兑相偕隐白"，故梦游者加厉兑、隐白以达健脾化痰，除湿和胃，宁心安神之效。

主穴神庭、人中、承浆调节任督，维系阴阳，阴阳互补，阴平阳秘，操作时以刺激即醒脑开窍。风府位于脑后枕下，可调整神机。间使配行间，通心络，疏肝经以宁神安魂。诸主穴以强刺激，配穴中曲池、隐白、劳宫强刺激以达泻热化痰、清心安神之功，大陵、阳陵泉轻刺激以补，梦游之厉兑及隐白针刺强刺激或以小艾炷灸之加强健脾化痰之力。强刺激后即出针，轻刺激者可留针30分钟。

（3）古今医案。

刘公望治夜游：梁某，男，69岁。主诉：睡中屋外行走多次。其女儿代述病史，近日家人多次发现患者夜间起床屋外行走，问其事由，不予回答，良久自行回家上床便睡，若强行扶持回家亦无所反应，次日醒来询问，全然不知。病人自述白天头昏欲睡，倦怠乏力，夜梦多，胃脘痛闷不欲食，口干渴，腰膝酸软，小便频数。刻诊：神志清楚，反应正常，回答问题流利，舌淡红，苔白腻，脉沉缓。诊断：夜游症（痰扰神明），取穴水沟、大陵、上星、承浆、风府、劳宫、少商、隐白、丰隆。连续治疗5次后，上述症状明显减轻，夜游复发1次但被家人制止。治疗10次后未再复发。

王子臣、陈秀明治梦魇：马某，男，15岁，学生。主诉：间断梦魇10年余。患者间断出现睡眠中惊叫或幻觉重物压身，不能举动，欲呼不出，恐惧万分，胸闷如窒息状，疲劳或精神压力较大时发作频繁，白天、夜晚皆有发作。取穴厉兑、隐白、神门，左右交替，每日一次，治疗1月而愈，随访1年未复发。

（五）郁证

郁字有积、滞、蕴结等含义。以此命名为"郁证"者，其临床表现极为复杂，广而言之，泛指由外感六淫，内伤七情引起的脏腑功能不和，从而导致多种病理产物的滞塞和郁结之证。而本书着重阐述由精神因素所引起，以气机郁滞为基本病变的一类郁证。

早在《内经》就有关于郁证病机和治则记载，一直为后世所推崇。《金匮要略·妇人杂病》篇提出了"脏躁"及"妇人咽中如有炙脔"等证，实质上是郁证的主要临床表现。《素问·六元正纪大论》有木郁、火郁、土郁、金郁、水郁，属五气之郁，后世合称五郁。《丹溪心法·六郁》开始将本病作为一个独立病证论述，首创"六郁"之说，即气郁、血郁、痰郁、火郁、湿郁、食郁等六种，其中以气郁为先，然后才有诸郁的形成。《景岳全书·郁证》指出郁证"因病而郁"和"因郁而病"的不同，本病的概念更加明确。《临证指南医案·郁》认为："郁证全在病者能移情易性"，较深刻地阐明了郁证患者在精神护治方面的重要意义。

1. 病因病机

《张氏医通》卷三："郁证多缘于志虑不伸，而气先受病。"故郁证多由情志不舒，思虑过度、忧思伤脾、脾失健运、肝失疏泄、心失所养、阴虚火旺、神失所藏、脏腑阴阳气血失调引起。气郁常是诸郁的先导，气郁日久，影响及血，则血行不畅，而致血郁；气郁化火，又可形成火郁；气滞不行，津液凝聚成痰，可致痰郁；脾运不健，或水湿停聚而成湿郁；或食积不消而成食郁。至于悲哀伤心，则可出现悲伤欲哭等心神不宁之症。其辨证有虚实之分。实证有肝气郁结、气郁化火、痰气郁结等数种肝气郁结者，证见精神抑郁，或胸闷胁痛，腹胀嗳气，不思饮食，脉弦细。气郁化火上逆者，证见头痛头晕，胸闷胁胀，口苦口干，舌红苔黄，脉弦数。痰气郁结者，证见咽中似有物梗阻，咯之不出，咽之不下。虚证分为久郁伤神和阴虚火旺两类。久郁伤神者，证见精神恍惚，悲忧善哭，疲乏无力。阴虚火旺者，证见眩晕心悸、心烦易怒、失眠等。西医中的神经衰弱、精神、抑郁症及更年期综合征等，归属郁证范畴。

2. 组方治疗

本文所论治之郁证，多以情志致病，以气郁为病理基础，故治疗以调气开郁为基本原则。十三鬼穴通调阴阳气血，通五脏六腑之气，调心主神志，亦可疏泄肝胆，故能治郁证。取穴以上星、人中、后溪、膻中、大陵为主。肝气郁结加行间、阳陵泉以疏肝利胆、解郁化火以调情志。心脾两虚加隐白以合大陵健脾宁心安神。肝郁脾虚合行间、隐白疏肝健脾。

主穴上星、人中、后溪醒脑开窍，膻中主治气病，调气开郁，大陵通调心气以助开郁调神。操作以平补平泻，强度以患者觉舒适可。行间、阳陵泉以强刺激泻之，隐白轻刺激补之。留针30分钟。

3. 古今医案

杨继洲《针灸大成》：辛未夏，刑部王念颐公，患咽嗌之疾，似有核上下于其间，此疾在肺膈，岂药饵所能愈。东皋徐公推予针之，取膻中、气海，更灸数十壮，徐徐调之而痊。

刘公望有：王某，男，22岁。主诉：情绪低落、忧郁1月余。一月前随母亲老家扫墓，祭祖后情绪低落，闷闷不乐，少语，渐次出现心烦抑郁，胸闷纳呆，不愿与人语，失眠（难以入睡甚或彻夜难眠），时有悲观失望情绪，曾经两次烦闷悲哭欲死。日前就诊于某医院精神科，诊断为抑郁症。刻诊：患者神志清楚，回答问题流利，表情淡漠，舌淡红，苔黄腻，脉弦滑。诊断为郁证（痰气郁结）。取穴：水沟、大陵、上星、隐白、膻中、中脘、丰隆。针15次后前症基本消失。随访半年，除偶有心烦外，尚未复发。

李春琴有：患者，女，18岁，外籍，因失恋患抑郁症，病史1年余，沉默，情绪不稳，喜哭，失眠，就诊前已1周未睡，曾有多次自残、割腕自杀行为，服用多种抗抑郁药无明显疗效，月经不调，舌暗，苔薄黄，脉弦数。中医诊断为郁证（气郁化火证）。取穴上星、百会、郄门、通里、涌泉、海泉（点刺出血后留针），第 2 天取穴人中、上星、百会、印堂、风池、郄门、劳宫、丰隆。后可连续入睡 4 小时。

（六）百合病

百合病其名首见于《伤寒杂病论》，是以神志恍惚、精神不定为主要表现的情志病。因其治疗以百合为主药，故名百合病。如徐彬《金匮要略论注》认为："百合者……色白……补肺药也，观其用之为主，而即以百合名病。"陆渊雷《金匮要略今释》亦云："医药多起于单方，单方多病人所自发明，病后神经衰弱者，偶食百合而愈，传之同病，屡试屡验，于是确定百合能活此病，病状即恍惚难名，乃以药名名之，为百合病耳。"或谓百脉一宗；其病举身皆痛，无复经络传次，而名百合。如《金匮要略·百合狐惑阴阳毒病脉证并治》："百合病者，百脉一宗，悉致其病也。"隋·巢元方《诸病源候论》亦有："百合病者，谓无经络，百脉一宗，悉致其病也。"而其病状恍惚多样，如《金匮要略·百合狐惑阴阳毒病脉证并治》："意欲食，复不能食，常默然，欲卧不能卧，欲行不能行；饮食或有美时，或有不欲闻食臭时；如寒无寒，如热无热；口苦，小便赤；诸药不能治，得药则剧吐利，如有神灵者，而身形如和，其脉微数。"本病多起于伤寒大病之后，余热未解，或平素情志不遂，而遇外界精神刺激所致，其病邪少虚多，属阴虚内热之证。

1. 病因病机

时下对百合病的病因病机，大致有三种观点。其一，主肺说，认为伤寒过后余热伤肺，如尤在泾云："百脉朝宗于肺，故百脉不可治，而治于肺。"晚清唐容川云："是邪热伤肺证"；其二，主心、肺说，《医宗金鉴》引李彣注语："当是心、肺二经之病也"；其三，主心、情志因素说，吴谦谓："百脉通于心，脉病则心病"，"余热未解，百脉未和"而致病，"或平素多思不断，情志不遂，或偶触惊疑，卒临景遇，因而形神俱病"，张璐亦持此说。

然后世大多医家以第三说为要，如明·赵以德在《金匮方论衍义》中指出，该病多因"情志不遂，或因离绝菀结，或忧惶煎迫"所致。《医宗金鉴》亦有"……平素多思不断，情志不遂；或偶触惊疑，卒临景遇，因而形神俱病……"。丁浮艇在《读金匮要略随笔》中谓："百合病非伤寒热病后遗症，乃情志所伤之神志疾病也"，且"主肺或涉肺说欠妥，若确系余热伤肺，肺阴烁损则必见干咳少痰、咳血、痰中带血、咽燥音哑者也，然仲师言之欤？盖伤寒热病后见百合病者，缘病者素具患此类神志病之禀赋性体质，或夙此疾者，伤寒病苦，忧悴情伤，加之余热伤阴，遂致心失其任，神失其持而斯疾起矣。"《灵枢·本神篇》："所以任物者为之心。"亦即谓藏神、主神明之心，具统治、调摄人之精神意识、思维等神志活动，并担当和接受处置外来信息的作用。患百合病者素有心阴（血）不足，及对情志因素之易感易伤性和癔症易发之倾向性，病伤寒而忧惧，情志已伤，加之热邪伤阴，心阴愈虚，则心失濡养而病作。以上可知，情志致病是百合病的重要病因，对当今临床工作有重要指导意义。

2. 组方治疗

治疗以调整阴阳，理气宁心调神为原则。取穴人中、上星（透神庭）、承浆、风府、膻中、大陵。发病前有狂怒忧恐者加阳陵泉及行间疏利肝胆，合膻中调畅气机。阴虚内热扰神者加劳宫除热清心安神。

主穴上星透神庭、人中，承浆调节任督，维系阴阳，阴阳互补，阴平阳秘，风府居脑后枕下，合前穴以醒脑开窍。膻中理气开郁，大陵宁心，亦可补益心气、合前诸穴调神。操作时除大陵外皆强刺激。留针30分钟。

3. 古今医案

刘公望有：张某，男，65岁。主诉：心烦、难受不可名状时作2周余。病史：两周前自觉心烦意乱时作，发作时胸中难受不可名状，但无胸闷憋气感，闷闷不乐，坐立不安，发作无定时，或数小时1次，或二三日一行。发作间歇时饮食起居如常，发作时则难受欲死且难以言表。诊见患者倦怠愁苦面容，口唇干，寐佳，纳可，舌淡、苔薄黄，脉弦细无力。诊断为百合病（阴虚阳亢，阴阳失调），取穴水沟、承浆、上星（透神庭）、大陵、曲池、涌泉、申脉、三阴交。连续治疗5次后，诸症基本消失，随访3个月未复发。

二、急症

急症，顾名思义，即症急势重，时间紧迫，易危及患者生命或造成患者严重后遗症的一切病症的总称。此处主要论述在精神神志方面出现改变的急症。中医内科急症中，由于突然强烈的精神刺激、持续高热、误食毒物、外伤以及内科疾病的突然发生或加重都会出现精神神志症状，表现为精神恍惚、眩晕呕吐、神昏谵语、痉挛抽搐、气逆气厥甚则昏迷不醒等。除癫狂痫、癔症及中风之急性期表现有神昏、痉挛抽搐者（另有单独论述）外，大多属中医学厥证范畴。《内经》论厥证，有暴厥、寒厥、热厥等，然寒厥者多为肢体不利，无神昏等，本节主要论述因为各种因素突然出现神志昏迷的暴厥。

（一）病因病机

除《内经》外，后世又有尸厥、痰厥、食厥、气厥、血厥、蛔厥、暑厥等。多由肝阳偏亢、精神刺激、饮食不节、剧烈疼痛等，致气机逆乱、血随气逆，或痰随气升、蒙蔽窍络而致；或由元气虚弱，或由病后气阴受伤及失血等，致使气血不能上承而发。《景岳全书·厥逆》："厥者尽也，逆者乱也，即气血败乱之谓也"。提出厥证的病机主要是气机突然逆乱，升降乖戾，气血运行失常，所谓气机逆乱是指气上逆而不顺。情志变动最易影响气机运行，轻则气郁，重则气逆，逆而不顺则气厥。气盛有余之人，骤遇恼怒惊骇，气机上冲逆乱，清窍壅塞而昏倒为厥；素来元气虚弱之人，徒遇恐吓，清阳不升，神明失养而昏仆发厥。亦有已病生痰湿或饮食不洁、外邪而致气的运行逆乱，或痰随气升而成痰厥；或食滞中焦，胃失和降，脾不升清而致食厥；或暑热郁逆，上犯神明而致暑厥。气为阳，血为阴，气与血有阴阳相随，互为资生，互为依存的关系，气血的病变也是互相影响的。素有肝阳偏亢，又暴怒伤肝，肝气上逆，肝阳上亢，血随气升，气血逆乱于上，发为血厥；同样，大量失血，血脱气无以附，气血不能上达清窍而昏不知人，发为血厥。

高热者阳大盛也，正邪交战，十三鬼穴可大泄诸阳经之阳邪，引邪外出则受扰之心神自安；兼之可通调逆乱之气血，平衡失调之阴阳，故能开窍醒神，回阳救逆，迅速解除神昏症状，缓解痉挛抽搐，用于抢救突发危重神志昏迷病症，也可为各病并发症的减少及后遗症的治疗有积极作用。

（二）组方治疗

治疗以调节阴阳，醒脑开窍，清心醒神为主。取穴上星（透神庭），人中，承浆，风府，大陵，膻中，会阴。热盛神昏加曲池、间使泻热清心；暴怒伤肝者加行间、阳陵泉疏肝利胆，合膻中调畅气机；痰厥加少商、隐白、中脘祛痰。此外若受外界理化因素导致神昏伴见肢体受累者，加受累肢体上各穴，如电击伤上肢者，可加曲池、太渊、劳宫、隐白等。

主穴上星透神庭、人中，承浆，会阴调节任督，维系阴阳，阴阳互补，阴平阳秘，风府居脑后枕下，合前穴以醒脑开窍。膻中理气开郁，大陵宁心，亦可补益心气、合前诸穴调神。《玉龙歌》："大陵穴内人中泻，心得清凉气自平"。操作上一般实证、热证、体壮者可用毫针强刺激或三棱针点刺放血以醒神开窍、泻热解毒，人中应以剧痛为效，痛感越强，效果越好，如患者有抽鼻、皱眉、哭闹、喊叫、喷嚏或欲用手擦鼻、拔针等动作，是即将苏醒的征兆；对虚证、寒证、体弱者可用毫针持续轻刺激或点穴的方法以激发阳气；对于元气衰微、亡阴脱阳者，则禁用十三鬼穴，以免耗散正气，致生他变。

（三）古今医案

魏之琇《续名医类案》于敖青衣为崔侍御所得，忽暴死。梁革曰：此非死，乃尸厥也。刺心及脐下数处，衣以单衣，卧床上缚其手足，置微火于床下，稍苏。以葱粥灌之，青衣遂活。

尸厥，以厥而其状如尸得名，出自《素问·缪刺论》。《医林绳墨·厥》谓尸厥之证，系元本空虚，及入庙堂冢墓，心觉惊闪，偶尔中恶之气，冒感卒然，手足冰冷，肌肤粟起，头面青黑，精神不守，错言妄语，牙关紧急，不知人事，猝然而中。上医案中"刺心及脐下数处"乃指膻中、气海等穴。

日·丹波康赖《医心方》卷十四记有：治厥死如尸，不知人，心下余气。扁鹊灸法。……灸阴囊下去大孔一寸百壮。若妇人者，灸两乳之中间。

郝晋东治一氧化碳中毒：张某，女，18岁，某酒店职工。同事代述患者独居取暖后入睡，今晨发现昏迷不醒，立即送诊。查患者重度昏迷，口唇发绀，时泛白沫，喉中痰鸣辘辘有声，呼之不应，诊为"一氧化碳中毒"。经对症处理及氯酯醒等中枢兴奋药物而罔效，时见患者昏迷如前，面色桃红，唇绀口干，筋惕肉瞤，脉弦数有力，证属窍闭神匮，热郁风动之候，按"卒中"恶证治之，急针水沟、承浆、百会、上星、颊车、风府，强刺激，即见患者浑身抖动，呻吟一声，续针少商、大陵、间使、曲池，患者肢体抽动，面部表情呈现痛苦状，乃再刺隐白、申脉，行针至患者开目四顾，张口无声，再刺舌下中缝出声。续针15天后痊愈出院。郝晋东用同法治疗电击伤昏迷1例、脑外伤昏迷1例。

三、一切热证

热证，主要指人体感受温邪暑气或寒邪化热而引起的热性证候。包括外感热证，血热妄行之衄血、吐血、便血，里热炽盛之神昏谵语，心脾火盛引起的口臭、口舌生疮，胃火炽盛引起的多食易饥、口渴引饮，肺热引起的咳喘气逆，下焦热盛引起的淋证、大便不通，阴虚内热之妇人脏躁，以及痈疮疔毒等。以上各证除各自主症外，多同时伴见有面赤烦躁，口渴喜冷饮，神昏谵语，便秘或泄泻热臭，小便短赤，舌红苔黄燥及脉洪、大、滑、数等，或身热汗多，发热喜冷，手足烦热，烦躁不宁，脉虚弱。

（一）病因病机

《素问·阴阳应象大论》："阳胜则热。"提示阳气偏盛为热证的主要病机。阳盛可表现为热的证候，阴虚亦可表现为热的证候，故热证有实热证、虚热证之分。究其病因，或外感湿热暑邪，或寒邪入里化热，或七情过激，五志化热，或饮食不节，内生火热，或房事劳伤，劫夺阴精，阴虚阳亢。病因不同，各类热证的症候表现也不尽一致。

火热阳邪侵袭，或过服辛辣温热之品，或体内阳热之气过盛所致，病势急而形体壮者，多为实热证，见壮热喜冷，口渴饮冷，面红目赤，烦躁或神昏谵语，腹胀满痛拒按，大便秘结，小便短赤，舌红，苔黄而干，脉洪滑数实；因内伤久病，阴液耗损而虚阳偏胜者，多为虚热证，即阴虚证，见两颧红赤，形体消瘦，潮热盗汗，五心烦热，咽干口燥，舌红少苔，脉细数；风热之邪袭于肌表，多为表热证，见发热，微恶风寒头痛，口干微渴，或有汗，舌边尖红，脉浮数；热邪盛于脏腑，或因阴液亏虚所致者，多为里热证，见面红身热，口渴，渴喜冷饮，烦躁多言，小便黄赤，大便干结，脉数。

（二）组方治疗

高热者阳大盛也，正邪交战，十三鬼穴可大泄诸阳经之阳邪，引邪外出以治表热证；又能通调阴阳，泻肠下热，使里热从下而出，犹釜底抽薪，故能治里热诸证。表热证以清热解表为法，取穴曲池、少商、申脉为主；里热证以泻热清心宁神为法，取穴人中、神庭、海泉、劳宫、曲池为主；实热证以通腑泄热，醒神开窍为法。取穴人中、神庭、风府、承浆、海泉、劳宫、后溪、曲池为主；虚热证以益阴清热，养心安神为法，取穴人中、神庭、承浆、海泉、劳宫、大陵、膻中为主。

表证在肺在太阳，肺与大肠相表里，少商为肺井穴，曲池为大肠合穴，申脉为膀胱经穴，相配故能清热解表，操作以强刺激，若兼见咽喉肿痛等热壅之症，可以三棱针点刺出血。

实热证多见神昏谵语，重在醒神开窍，故以人中、神庭、风府、承浆、后溪相合以调节阴阳，醒脑开窍，海泉位居心之苗舌下，劳宫居心包经荥穴，两者相合可清扰神之热，曲池乃大肠合穴，可通腑泄热，釜底抽薪，上扰之邪无根，则神明自安。操作以强刺激，泻法，神昏者人中、海泉、后溪、劳宫、曲池可以三棱针点刺出血。

里热证较实热证，神昏者少见，多烦躁不宁，故重在泻热清心宁神。人中、神庭位督脉，居头上，可泻热调神，海泉、劳宫、曲池意同实热证取穴方义。操作仅毫针泻法即可。

虚热证乃因阴虚生内热所致，则阴液亏虚是其主要病理，故治重在益阴清热，养心安神。故以承浆、海泉以激发任脉益阴生津，又海泉乃心之苗下，刺之可清心除烦，配合心包荥穴劳宫、心包原穴大陵、心包募穴膻中，效力更彰。人中、神庭以合前穴安神。操作时强度适中即可。

由于热证临床表现较多，如吐血、便血、口舌生疮、口臭、多食易饥、口渴引饮、咳喘气逆、淋证、大便不通、潮热盗汗、失眠、痈疮疔毒等，此处不——列举配穴，医者临床当随症为之。

（三）古今医案

金孟梓治流行性腮腺炎：陈某，男，7岁，2004年2月9日初诊。3天前出现发热，左耳后肿胀疼痛，曾在当地抗病毒、局部外敷青黛散等治疗未见效果。体检：体温39.2℃，左腮腺肿大，漫肿不红，边缘不清，触诊有弹性，有压痛，左腮腺管口可见红肿，挤压无脓性分泌物。舌淡红苔薄黄，脉浮数。血常规白细胞计数正常。诊断：流行性腮腺炎。经耳尖、少商放血治疗1次后，发热退，肿痛显减，2次后痊愈。

张忠仁治发热晕厥：吴某，男，6岁。1989年6月5日上午10时左右，母亲代述：小孩感冒，咳嗽发热，刚从市区医院诊治回家，到家少顷，小孩突然神昏，四肢抽搐，不言语，两目直视。诊见：呼吸急促，面赤，口唇干裂，舌红绛，脉洪数。体温39.6℃。即刺人中、合谷，并用三棱针速刺劳宫、涌泉两穴，放血少许。并嘱母亲频频给小孩喂水。片刻，小孩微微出汗，高声啼哭，四肢抽搐停止，人亦清醒。

赵树玲，于德茹，林发亮治口臭口疮：陈某，女，35岁。口臭发作月余，伴口疮反复发作40天。1999年10月3日就诊时，口中臭气1米外亦可闻及，口疮布满于舌体及上下唇内侧，进食及讲话均困难，患者痛苦面容。遂泻大陵、水沟，配合紫外线照射口疮1分钟。次日复诊，口中臭气明显减弱。共治疗5次，告愈。

四、中风

中风是以突然晕倒、不省人事，伴口角歪斜、语言不利、半身不遂，或不经昏仆仅以口歪、半身不遂为临床主症的疾病。因发病急骤，症见多端，病情变化迅速，与风之善行数变特点相似，故名中风。

（一）病因病机

历代医家对中风病因病机的认识，大体上可分为两个阶段。唐宋以前多以"内虚邪中"立论。《金匮要略》认为中风之病因为络脉空虚，风邪入中，并创立了在络在经、入腑、入脏的分证方法。《金匮要略·中风历节病脉证并治》云："邪在于络，肌肤不仁；邪入于腑，即不识人；邪入于脏，舌即难言，口吐涎。"唐宋以后，尤其是金元时期，多以"内风"立论，如刘河间提出"心火暴甚"，朱丹溪认为"湿痰生热"，王履将中风病分为"真中""类中"。《医经溯洄集·中风辨》云："因于风者，真中风也；因于火、因于气、因于湿者，类中风而非中风也。"明·张景岳倡导"非风"说，提出"内伤积损"是中风的病因。李中梓进一步提出分别闭脱之证。清代及近代，张伯龙、张山雷、张锡纯认识到中风的发生主要是阴阳失调，气血逆乱，直冲犯脑。王清任推崇"非风"之说，并以气虚血瘀立论。

中风，常由年老体虚，脏腑、气血津液功能下降，气机升降出入异常而气机逆乱；元气亏虚，血运无力而生瘀；脾、肺、肾运化、输布水液不利，气不行津凝而为痰。随疾病发展，痰瘀日久，郁而化热，或五志过极，或水不涵木，致热极生风、肝阳化风，风火相煽，挟痰挟瘀上逆阻窍，发为中风。故风火相煽、气机逆乱是中风病急性发作的关键机理。其病理因素主要是风、火、痰、热、瘀。《丹溪心法·中风》有"湿土生痰，痰生热，热生风"之谓，《丹溪治法心要》曰："半身不遂，大率多痰，痰壅盛者，口眼歪斜者，不能言也……引为风痰"，"中风大率主血虚有痰，治痰为先"。

中风多属本虚标实，肝肾亏虚，气血衰少为致病之本，瘀、痰、火、风为发病之标，临证可分中经络及中脏腑。其中中脏腑分为闭证及脱证。中经络多与"风"有关，中脏腑之闭证多与"痰"相关，主要伴见便秘，大便干结等。脱证乃阴竭阳亡之证，伴见大小便自遗，手撒肢冷等。恢复期以气虚血瘀为主，可伴见遗留的舌强语謇或失语，肢体偏枯不用。

（二）组方治疗

临床治疗应急则治标，缓则标本兼治。

急性期见神昏者当以调节阴阳，醒脑开窍，清心醒神为主。取穴上星（透神庭），人中，承浆，后溪，大陵，膻中，会阴。暴怒肝阳上亢者加行间、阳陵泉疏肝利胆，合膻中调畅气机；痰热腑实者加曲池、劳宫泻热清心；痰浊中阻者加少商、隐白、中脘祛痰。

主穴上星透神庭、人中，承浆，会阴调节任督，维系阴阳，阴阳互补，阴平阳秘，后溪通督脉入络脑，合前穴以醒脑开窍。膻中理气开郁，大陵宁心，合前诸穴以调神。《玉龙歌》："大陵穴内人中泻，心得清凉气自平"。诸穴皆以强刺激，对于元气衰微、亡阴脱阳之脱证，则禁用十三鬼穴，以免耗散正气，致生他变。

中风缓解期无神志昏蒙，遗留舌强语謇及肢体偏枯不用、萎软等，故治疗当以舒经通络，益气活血为法，取穴以人中、颊车、膻中、太渊为主。舌强语謇者加海泉、承浆或风府透哑门祛瘀通络使舌体灵活；上肢不用加曲池、大陵舒通局部经气；手掌挛缩加劳宫、合谷透后溪舒经解挛；下肢不用加环跳、阳陵泉、绝骨舒经益髓活血；足踝挛缩加申脉、照海以缓解局部痉挛。

主穴之人中尤人之腰部，乃人之运动枢纽，故取之。颊车乃多气多血之足阳明经穴，合气会膻中，脉会太渊可益气活血，舒经通络。操作时以针为之，局部可灸。挛缩的肢体部位宜透刺及强刺激，申脉、照海为八脉交会穴，通主肢体运动（尤下肢运动）之阴阳跷脉，内翻者阳缓而阴急，故补申脉泻照海，外翻者阴缓而阳急，故泻申脉补照海。舌强语謇者海泉可点刺出血。留针者 30 分钟。

（三）古今医案

孙思邈《千金要方》治中风偏枯脚不能行：仁寿宫备身患脚，奉敕针环跳、阳陵泉、巨虚下廉、阳辅，即起行。

中风其病机总属气血逆乱，十三鬼穴既可以通调气血阴阳，激发各经经气，同时也可舒畅情志，故无论急性期之神志不清，恢复期之气血瘀滞导致的舌强不语，肢体偏枯等等，均可用治。

至此，本章在前面章节详细剖析"十三鬼穴"相关的二十个穴位及其用治疾病机理的基础上完成了对十三鬼穴在现代的适应病症的推导，及其用治各类疾病的最佳组方，这是一个创新，希望为临床治疗提供新思路。

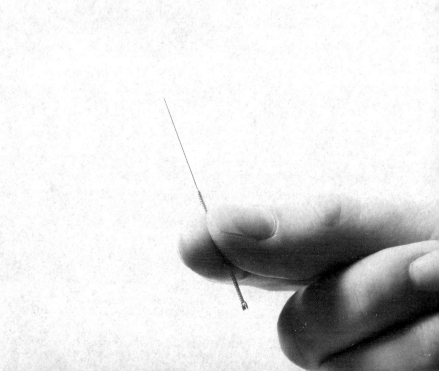

结　语

　　十三鬼穴是针灸发展史这棵苍劲大树上的重要一叶。现今大多医家只知十三鬼穴是孙思邈所创，不知其起源于扁鹊，而南北朝时期的徐秋夫亦有治疗情志病的十三个穴位，只是未冠以"鬼"名。其首以"鬼穴"之名出现，是在唐孙思邈《千金要方》中，以歌诗的方式阐述了十三个鬼穴的主治、鬼名、定位、针刺的深度、针刺的顺序、针刺操作方法等。至明代，记载十三鬼穴的文献较多，可见明代诸医家对其尤为重视，如高武《针灸聚英》、徐凤《针灸大全》及杨继洲《针灸大成》等。虽然古代只是用治癫狂痫，但是根据其各穴位的主治特点、穴位组合及特殊操作方式等，可以用于现代多种疑难病症（尤其是情志病）的治疗，具有简单易行及安全有效的特点，值得临床推广和应用。

　　神志、精神病从古至今都有记载，由于病情多复杂，诊症时虽说有迹可循，但病理深奥，有时确为难治疾病或甚不治之症，中医在这种情况下有着优势，其整体观念考虑到生理上各系统功能的关联和相互作用，并提出"十三鬼穴"的针灸特异性治疗，是各家经验累积的成果，能通过临床实践验证。

　　然作为中医文化的传承人，我们要继往开来，不能墨守成规，只生搬硬套穴位来局限治疗癫痫等精神异常的疾病，辨证论治为中医特有的方法，其因人而异，高度的个体话特点要求我们辨病辨证取穴，这就要求我们在所发疾病的机理与十三鬼穴治病原理相符合的基础上，高度总结和概括十三鬼穴相关穴位的主治、治病机理等，从而在治疗现代更新的疾病谱下，选择最集中最有效的穴位组配以治疗各种精神、情志病及其他十三鬼穴适应病症如癫狂症、痫症、癔症、睡眠障碍、梦游及梦魇、郁证（抑郁症）、百合病、幻听症、急救、热病及中风等。

以此开拓创新，扩大十三鬼穴的治疗面，实现其更高的医学价值。

另：下面本书附录部分可帮助读者了解历代医家对中医精神心理疾病的认识、中医精神心理疾病的含义和特点以及常见中医精神心理疾病如郁证、不寐、百合病、梅核气的中医学科诊治方法。为中医临床工作者及中医学爱好者继续深入学习和临床应用奠定基础。

附　录

第一节　中医临床常见精神心理疾病诊疗规范

随着精神心理疾病发病率的逐渐增加，如何更好地继承和发展中医精神心理理论，使之切实有效的运用于临床诊疗中，已成为当今中医界亟待解决的问题之一。然由于精神心理疾病病因病机的复杂性以及"形神俱病"的症候群特点，临床诊疗应在遵循传统"四诊"及治则治法的基础上，吸纳现代医学先进的技术和方法，对其运用多手段加以鉴别、诊断，从而为综合治疗精神心理疾病奠定基础。

一、历代医家对中医精神心理疾病的认识

中医对精神心理疾病的认识历史久远，历代医家都十分重视精神心理病的防治。现代社会医学模式已由原有的生物医学模式向心身医学模式转变，精神心理作为重要的致病因素已经被现代医学理论所证实，精神心理疾病已经越来越受到重视。充分挖掘古代医籍中的相关内容，可以更好地指导我们认识和治疗精神心理疾病。

《黄帝内经》建立了中医防治精神心理疾病的理论框架。《素问·阴阳应象大论》指出："心在志为喜，喜伤心"；"肝在志为怒，怒伤肝"；"肺在志为忧，忧伤肺"；"脾在志为思，思伤脾"；"肾在志为恐，恐伤肾"。

五脏是人体生命活动的核心。五脏功能正常可产生正常的情绪活动；反之，五脏功能失调也必然导致情志的异常改变。如《灵枢·本神》说"肝气虚则恐，实则怒。…… 心气虚则悲，实则笑不休"。《素问·举痛论》指出："百病生于气也，怒则气上，喜则气缓，悲则气消，恐则气下，……惊则气乱，……思则气结。"说明情志失度，可致人体气机紊乱，干扰正常的升降出入，从而导致疾病发生。

在精神心理疾病的治疗方面，《黄帝内经》采用祝说病由、开导劝慰和情志相胜、以情胜情的方法治疗。祝由疗法出自《素问·移精变气论》，是医生根据患者的客观表现对其祝说病之由来，分析病情，使患者改变不良的精神心理状态，调整紊乱的气机，从而治愈疾病。祝由是中国古代精神心理治疗的重要方法，类似的内容在其他篇章中也有记载，如《灵枢·师传》云："人之情，莫不恶死而乐生，告之以其败，语之以其善，导之以其所便，开之以其所苦，虽有无道之人，恶有不听者乎？"情志相胜是《黄帝内经》运用"比类取象"的方法，根据五行相克的理论，用一种情志去纠正其所胜的另一种情志的治疗方法。如《素问·阴阳应象大论》云："怒伤肝，悲胜怒。……喜伤心，恐胜喜。……思伤脾，怒胜思。……忧伤肺，喜胜忧。……恐伤肾，思胜恐"。

汉代张仲景在《金匮要略》中许多条文涉及精神心理异常。主要有百合病、梅核气、脏躁、奔豚、虚烦不眠、乳中虚等。对建立情志病临床辨证体系有重要贡献，至今仍有效地指导着临床实践。如《金匮要略·奔豚气脉证治》曰："奔豚病，从少腹起，上冲咽喉，发作欲死，复还止，皆从惊恐得之。"不仅指出了奔豚气的病因，而且描述了奔豚病的主要症状，并专门创立了奔豚方。

隋唐时期，是中医精神心理学说的初步形成阶段。巢元方在《诸病源候论》中说："怒气则上气不可忍，热痛上抢心，短气欲死不得息也，恚气则积聚在心下，心满不得饮食，忧气则不可极作，暮卧不安席，喜气即不可疾行，不能久立，愁气则喜忘不识人语，置物四方，还取不得去处。"孙思邈效法《黄帝内经》，从七情内伤立论，指出"凡远思强虑伤人，忧愧悲哀伤人，喜乐过度伤人，愤怒不解伤人，汲汲所愿伤人，戚戚所患伤人"。并进一步强调"怒气、愧气、喜气、忧气、愁气，此之为病，皆生积聚"。指出长期不良情绪刺激，如心情抑郁、思欲无穷、喜乐过度等，都会导致积聚的产生。归纳了七情所致的各种证候，即"喜气为病，则不能疾行，不能久立；怒气为病，则上行不可当，热痛上冲心，短气欲死，不能喘息；忧气为病，则不能苦作，卧不安席；恚气为病，则聚在心下，不能饮食；愁气为病，则平居而忘，置物还取，不记处所，四肢浮肿，不能举上……"。他特别强调性情调摄，谆谆告诫"可不自摄养而驰骋六情"。

宋代陈无择结合《黄帝内经》"五志太过致病"学说，提出了著名的三因论，明确提出 "七情"的概念，把精神心理疾病的病因明确为七情，突出强调了精神心理因素在疾病发生发展中所起的重大作用。其《三因极一病证方论》中说："七情者，喜、怒、忧、悲、恐、惊。……为内所因"。

金元时期是中国古代精神心理学术思想的繁荣时期，以金元四大家为代表，百家争鸣，深入阐发精神心理疾病的病机。

在理论上七情学说日益成熟,在实践上情志相胜疗法广泛应用,获得了很大的发展。出现了精神心理学术思想发展史上的高峰时期。

刘完素十分重视精神心理致病,并提出了"五志过极皆为热甚"的著名论点。他认为,"五脏之志者,怒、喜、悲、思、恐也。若志过度则劳,劳则伤本藏,凡五志所伤皆热也。"说明了精神心理与疾病的相互关系。他还从心立论,心主神,属火,认为五志化火生热,关键在于心的作用。

李东垣在脾胃学说中很重视精神心理因素。在《脾胃论·脾胃虚实传变论》中说:"饮食失节,寒温不适,脾胃乃伤。此因喜、怒、忧、恐损耗元气,资助心火,火与元气不两立,火胜则乘其土位,此所以病也"。在《脾胃论·安养心神调治脾胃论》中提到:"凡怒、忿、悲、思、恐、惧皆损元气。夫阴火之炽盛,由心生凝滞,七情不安故也";"心君不宁,化而为火"。

朱丹溪也强调精神心理疾病的治疗,"五志之火,因七情而生,……宜以人事制之,非药石能疗,须诊察其由以平之。"治疗上重视精神心理摄生,主张七情无忧,清虚恬静,使心神安泰,并提出"抑性预治",都是较有创见之论。他对郁证论治尤有见地,认为"人身诸病多生于郁"。

张从正对精神心理疾病有许多独特见解,是金元时期治疗精神心理疾病的杰出代表。他系统讨论了《黄帝内经》中有关精神心理致病的理论。在《儒门事亲·九气感疾更相为治衍》中归纳了怒、喜、悲、惊、思之气的病证,并对《黄帝内经》情志五行相胜之理进行了发挥,提出运用以情胜情的方法治疗精神心理疾病,如:"悲可以治怒,以怆恻苦楚之言感之;喜可以治悲，以谑浪亵狎之言娱之；恐可以治喜，以恐惧死亡之言怖之；怒可以治思，以污辱欺罔之言触之；思可以治恐，以虑彼忘此之言夺之。"

明代医家对情志病的认识有更进一步的发展，表现出一定的广度。张景岳、吴崑、李中梓、孙一奎等都有较深刻的认识且达到了一定的水平。吴崑在《医方考》中指出："情志过激，非药可愈，顺以胜情，《黄帝内经》一言，百代宗之，是无形之药也。"

张景岳采用"从类分门，附意阐发"的研究方法整理《黄帝内经》。除在各有关精神心理的条文后加以阐释之外，还专门详论"情志九气"，设立《情志病》专篇，其间体现着张景岳对精神心理、情志的深刻认识，具有鲜明的脏情相关学术思想。并根据《素问·宣明五气》中"精气并于脾则畏"之说，认为情除了喜、怒、思、忧、恐之外，尚有惊、悲、畏，较之七情多了"畏"。张景岳结合阴阳五行学说和《黄帝内经》，提出了"五志互病"之说。他在《类经·疾病类·情志九气》中指出：心肺皆主于喜；肝胆心肾皆能病怒；心脾皆可病于思；心肺肝脾皆能病于忧；心肾肝脾胃皆主于恐，并进行了详细论述。张景岳发前人所未发，将阴阳五行与五志巧妙地结合了起来。他在《类经图翼·运气·五行统论》里指出"五行即阴阳之质，阴阳即五行之气。气非质不立，质非气不行。行也者，所以行阴阳之气也"，"五者之中，五五二十五，而复有互藏之妙也"。五行互藏，则五脏亦然，故《景岳全书·妇人规·崩淋经漏不止》又说："五脏之中皆有神气、皆有肺气、皆有肝气、皆有肾气"，"五脏互移，精气相错"。他全面总结《黄帝内经》对五志的论述，在五志各有其分属的基础上进一步提出五志尚有互通为病且皆主于心。在《类经·九气》中指出："情志之伤，虽五脏各有所属，然求其所由，则无不从心而发。……故忧动于心则肺应，思动于心则脾应，怒动于心则肝应，恐动于心则肾应，此所以五志唯心所使也。"在传统的脏腑与情志之间单一对应的理论基础上，提出多情可共伤一脏、情志损伤亦可由一脏而牵连其他脏腑的思想，对脏腑情志的生理病理关系认识更为深刻，更好地体现了中医特有的整体观念。

清代医家对精神心理疾病的认识内容非常丰富，涉猎更加广泛，中医精神心理学说得到了普遍应用。林珮琴《类证治裁》和沈金鳌《杂病源流犀烛》明确指出精神心理治疗的重要地位，认为"人有病在七情者，非药石可治，还当以情治之"。此外，《医宗金鉴》《沈氏尊生书》等医书中，也收集了不少精神心理治疗验案。清代吴鞠通指出："吾谓凡治内伤者，必先祝由，详告以病之所由来，使患者知之，而不敢再犯，又必细体变风变雅，曲察劳人思妇之隐情，婉言以开导之，重言以震惊之，危言以惊惧之，必使之心悦诚服，而后可以奏效如神"。

二、中医精神心理疾病的含义和特点

中医精神心理学是中医研究精神心理因素在防治疾病过程中发展起来的一门新兴学科，也是研究中医认识事物的"心法"。它立足于东方思想文化背景，以中医理论为指导，积极汲取现代科学，尤其是现代精神心理学和精神病学的营养，创造性地研究精神心理因素在疾病发生、发展及变化过程中所起的作用，并将其理论应用于病因、病机、四诊、辨证、治疗和养生等各个环节，它与中医各科有着广泛的联系。

中医精神心理学是中医理论体系的重要组成部分，中医学的突出特点是整体观念和辨证论治，它把人体看成一个有机的整体，强调形与神的统一性，人与自然环境、社会环境的内外统一性，因而完整、活体、动态地看待具有情感思维的人及其疾病的反应状态，所以重视精神心理因素在疾病的发生、发展过程中的作用。中医理论体系中蕴涵着丰富的精神心理学思想，这些精神心理学思想贯穿了中医的整体观思想，突出体现了人的精神、意识、思维活动是建立在脏腑功能基础之上的，同时人的精神心理活动有个体差异性，必然受到自然环境和社会环境的影响。因此，中医精神心理学是从中医学这个母体中分化出来的学科。

精神心理疾病主要表现为精神心理异常，也可伴有躯体症状而表现为形神俱病。精神心理疾病的诊断与普通疾病有所不同，它既要对患者脏腑气血的异常变化做出诊断，又须对精神心理状态作出判断，需综合考虑"形病"与"神病"之间的先后因果关系。临证中对精神心理疾病的全面诊断，需了解精神心理病证判别要点，综合应用中、西医学及精神心理学诊断方法。

中医所论的精神心理疾病包括：其一，情志刺激太过所致的以神志症状为主的一类疾病。如郁证、脏躁、不寐、癫狂等；其二，情志刺激太过所致的以形体症状为主的一类疾病，属于现代医学心身疾病范畴，涉及范围较广，包括内、外、妇、儿各科的多种疾患。如：哮喘、噎膈、泄泻、阳痿、痛经等。心身疾病是指那些主要或完全的由社会、精神心理因素引起，与情绪有关而主要表现出身体症状的躯体疾病，这些疾病通常都有形态基础，即在生理功能或组织结构上有具体而明确的损害。中医精神心理学研究范围较广，包括了一切由情志引发或诱发的疾病，既有功能性疾病又有器质性疾病，而心身疾病只包括由精神心理社会因素引起的器质性疾病，范围较窄。

第二节　郁证

一、病名由来

在《内经》时期，虽无"郁证"之名，但有较多关于情志致郁的论述。如《素问·举痛论》中："思则心有所存，神有所归，正气留而不行，故气结矣"；《灵枢·本神》云："愁忧者，气闭塞而不行"以及《素问·本病论》的"人忧愁思虑即伤心""人或恚怒，气逆上而不下，即伤肝也"等。

汉·张仲景在《金匮要略·妇人杂病脉证并治》记载了脏躁及梅核气两种郁证证候多发于女性，所提出的治疗方药"半夏厚朴汤""甘麦大枣汤"沿用至今。

至金元时代开始较明确地把郁证作为一个独立的病证加以论述。如《丹溪心法·六郁》已将郁证列为一个专篇，提出了气、血、火、食、湿、痰六郁之说，创立了六郁汤、越鞠丸等相应的治疗方剂。

明·虞抟《医学正传》首先使用郁证作为病症名称。自此之后，医家逐渐把情志致郁作为郁证的主要内容。如《古今医统大全·郁证门》言："郁为七情不舒，遂成郁结，既郁之久，变病多端"；《景岳全书·郁证》将情志之郁称为因郁而病，着重论述了怒郁、思郁、忧郁三种郁证的证治；《临证指南医案·郁》所载病例均属情志之郁，治则涉及疏肝理气、平肝息风、清心泻火、健脾和胃、化痰涤饮、益气养阴等法，用药灵活，充分注意到心理治疗对郁证的意义，提出"郁证全在病者能移情易性。"

清·王清任着重强调血行郁滞致郁证的病机，临床治郁多以活血化瘀为法。

综上可知，中医所讲"郁"有广义、狭义之分。广义的郁，包括外邪、情志等因素所致的郁在内。狭义的郁，即单指情志不舒为病因的郁。明代以后的医籍中记载的郁证，多单指情志之郁而言。

二、诊断依据

郁证因情志不舒，气机郁滞而致病。以抑郁善忧，情绪不宁，或易怒善哭为主症。郁证按照其临床表现，多见于现代医学的神经衰弱、抑郁症、焦虑症、更年期综合征等。

【诊断依据】

（1）忧郁不畅，精神不振，胸闷胁胀，善太息。或不思饮食，失眠多梦，易怒善哭等症。

（2）有郁怒、多虑、悲哀、忧愁等情志所伤史。

（3）经各系统检查和实验室检查可排除器质性疾病。

（4）应与癫病、狂病鉴别。

三、病因病机

郁证病因总属情志所伤，发病多与肝相关，其次涉及心、脾。肝失疏泄、脾失健运、心失所养，脏腑阴阳气血失调是郁证的主要病机。

1. 情志失调，损伤脏腑

七情过极，刺激过于持久，超过机体的调节能力，导致情志失调，尤以悲忧恼怒最易致病。若恼怒伤肝，肝失条达，气失疏泄，而致肝气郁结。气郁日久化火，则为火郁；气滞血瘀则为血郁；谋虑不遂或忧思过度，久郁伤脾，脾失健运，食滞不消而蕴湿、生痰，化热等，则又可成为食郁、湿郁、痰郁、热郁。

2. 体质偏颇，郁之内因

体质素弱，复加情志刺激，肝郁抑脾，饮食渐减，生化乏源，日久必气血不生，心脾失养，或郁火暗耗营血，阴虚火旺，心病及肾，而致心肾阴虚。如：《杂病源流犀烛·诸郁源流》所说："诸郁，脏气病也，其源本于思虑过深，更兼气弱，故六郁之病生焉。"

本病初起多实，日久转虚或虚实夹杂。本病虽以气、血、湿、痰、火、食六郁邪实为主，但病延日久则易由实转虚，或因火郁伤阴而导致阴虚火旺，心肾阴虚之证；或因脾伤气血生化不足，心神失养，而导致心脾两虚之证。预后一般良好，但必须重视情志调护，避免精神刺激，防其病情反复波动难愈。

四、中医治疗

（一）辨证论治

1. 肝气郁结证

症状：精神抑郁，情绪不宁，胸部满闷，胁肋胀痛，痛无定处，脘闷嗳气，不思饮食，大便不调，苔薄腻，脉弦。

治法：疏肝解郁，理气畅中。

方药：柴胡疏肝散。（柴胡、陈皮、川芎、香附、枳壳、芍药、炙甘草）

2. 气郁化火证

症状：性情急躁易怒，胸胁胀满，口苦而干，或头痛，目赤，耳鸣，或嘈杂吞酸，大便秘结，舌质红，苔黄，脉弦数。

治法：疏肝解郁，清肝泻火。

方药：丹栀逍遥散。（白术、柴胡、当归、茯苓、甘草、牡丹皮、山栀、芍药）

3. 气滞血瘀证

症状：精神抑郁，性情急躁，头痛，失眠，健忘，胸胁疼痛，或身体某部有发冷或发热感，舌质紫暗，或有瘀点、瘀斑，脉弦或涩。

治法：活血化瘀，理气解郁。

方药：血府逐瘀汤。（当归、生地、桃仁、红花、枳壳、赤芍、柴胡、甘草、桔梗、川芎、牛膝）

4. 痰气郁结证

症状：精神抑郁，胸部闷塞，胁肋胀满，咽中如有物梗塞，吞之不下，咯之不出或见咳嗽有痰，或痰出而不咳，或兼胸胁刺痛，舌质淡红，苔白腻，脉弦滑。

治法：行气开郁，化痰散结。

方药：半夏厚朴汤。（半夏、厚朴、茯苓、生姜、苏叶）

5. 心神内扰证

症状：精神恍惚，心神不宁，多疑易惊，悲忧善哭，喜怒无常，或时时欠伸，或手舞足蹈，骂詈喊叫等多种症状，舌质淡，脉弦。

治法：甘润缓急，养心安神。

方药：甘麦大枣汤。（炙甘草、小麦、大枣）

6. 心脾两虚证

症状：多思善疑，头晕，心悸胆怯，失眠，健忘，神疲，纳差，面色不华，舌质淡，苔薄白，脉细弱。

治法：健脾养心，补益气血。

方药：归脾汤。（白术、当归、茯苓、黄芪、远志、龙眼肉、酸枣仁、人参、木香、炙甘草）

7. 心阴亏虚证

症状：心绪不宁，虚烦神疲，心悸健忘，失眠多梦，梦遗，五心烦热，盗汗，口舌生疮，舌红少苔，脉细数。

治法：滋阴养血，补心安神。

方药：天王补心丹。（酸枣仁、柏子仁、当归、天冬、麦冬、生地、人参、丹参、玄参、茯苓、五味子、远志肉、桔梗）

8. 肝肾阴虚证

症状：情绪不宁，急躁易怒，眩晕，耳鸣，或头痛且胀，面红目赤，目干畏光，视物不明，舌干红，脉弦细或数。

治法：滋阴养肾，清热疏肝。

方药：滋水清肝饮。（熟地、当归、白芍、酸枣仁、山萸肉、茯苓、山药、柴胡、山栀、丹皮、泽泻）

（二）心理治疗

郁证发病与情志密切相关，故而调摄精神，稳定情绪是其治疗及预后的关键所在。在治疗过程中，针对其病因病机及症状特点运用言语开导、移精变气以及暗示疗法等进行心理治疗，以提高临床疗效。

1. 言语开导

言语开导作为郁证患者心理治疗的主要手段，首先要求医生在开导过程中要善于倾听，富于同情心，耐心细致询问病因病情，鼓励、引导病人吐露真情，并向患者耐心解释郁证之成因，说明情志在郁证形成过程中的重要性，从而使患者尽量在日常工作生活中更好地调摄精神，避免因情绪导致病情加重或恶化。

2. 移精变气

根据患者诉说的发病原因，分析病情，将患者内心思虑的焦点转移分散，从而解除思想负担，稳定情绪，调整气机，使患者精神内守。如果患者过多的将注意力放在疾病上，情绪低落，往往导致药石无效，一般建议患者多参加社会活动、体育运动，增加业余爱好，充实生活。

3. 暗示疗法

部分患者依从性强，可通过医生对其进行的积极暗示而不药自愈。即医者对郁证的心理因素进行分析，解释，消除患者的抑郁情绪，从而增强其治病信心，在此基础上，医生给予患者以积极的心理暗示，使其在不自觉之中按照所接受的信息，不加批判地遵照行动。当病情好转以后，应有意识的教会患者自我暗示，以巩固疗效。

（三）针灸治疗

郁证易导致心失所养，心神惑乱，而出现多种多样的临床表现。因此，发作时，可根据具体病情选用适当的穴位进行针刺治疗，并结合心理干预以控制发作，减轻症状，常获良效。一般选内关、神门、后溪、三阴交等穴位。根据具体症状，随症加减治疗，如伴上肢抽动者，配曲池、合谷；伴下肢抽动者，配阳陵泉、昆仑；伴喘促气急者，配膻中。

五、案例导引

【案一】老妇，性沉多怒，大便下血十余年。食减形困，心摇动，或如烟熏早起面微浮。血或暂止，则神思清，作意则复作，百法不治。脉左浮大虚甚，久取涩滞而不匀，右沉涩细弱，寸沉欲绝。此气郁生涎，涎郁胸中，心气不升，经脉壅遏不降，心血绝，不能自养故也。非开涎不足以行气，非气升则血不归常道。以壮脾药为君，二陈汤加红花、升麻、归身、酒黄连、青皮、贝母、泽泻、黄芪、酒芍药，每贴加附子一片，煎服。四贴后血止，去附子，加干葛、丹皮、栀子，而烟熏除。乃去所加药，再加砂仁、炒曲、熟地黄、木香，倍参、芪、术服半月愈。（选自《宋元明清名医类案》）

【案二】女，36岁，于1998年3月20日因头晕、头痛5年就诊。自述因惊恐致头晕时发时止，发则头昏胀痛，无目眩，每于春季或生气后加重，时胸闷，善太息，易惊恐，舌红苔薄白，脉弦弱。辨证为肝气不舒，治以疏肝解郁，方以逍遥散加减。当归9g，炒白芍9g，柴胡6g，薄荷6g，川芎9g，人参10g，炒白术9g，香附9g，陈皮9g，砂仁9g，甘草3g。经加减服用9剂而诸症尽除。（毛海燕，张珍玉教授治疗情志病经验浅谈[J].山东中医药大学学报，2004，28：293-294.）

【案三】女，50岁，2007年3月12日初诊，述：胸闷胸痛，游走不定，连胁涉腹，情绪低落，嗳气，喜叹息，叹气后舒，入睡困难，夜汗多，疲乏，心烦易怒，胃胀，纳差，大小便正常。近半年来月经紊乱。症见：面色萎黄，忧郁面容语声低怯，舌质淡，苔薄白，脉弦细。中医诊断：郁证（肝郁脾虚）；西医诊断：更年期综合征。治以疏肝解郁，健脾益气，养心安神。方选：逍遥散合归脾汤加减，白芍10g，甘草6g，黄芪30g，当归15g，白术10g，党参30g，远志15g，柴胡10g，鸡血藤30g，砂仁（后下）10g，厚朴10g。7剂，水煎服，日1剂。复诊改以归脾汤合附桂理中汤健脾温中，益气固表，养心安神。服用15剂后，诸症皆除。〔李俐，陈镜合治疗郁证经验[J].辽宁中医，2009，3（6）：346-347.〕

第三节 不寐

一、病名由来

《内经》中将此症状者称为"不得卧""目不瞑",认为是邪气客于脏腑,卫气行于阳,不能入阴所得。《素问·逆调论》有"胃不和则卧不安"的记载。

汉·张仲景的《伤寒论》及《金匮要略》中将其病因分为外感和内伤两类,提出"虚劳虚烦不得眠"的论述,至今对临床仍有应用价值。

隋·巢元方在《诸病源候论·卷三之大病后不得眠候》曰:"大病之后,脏腑尚虚,营卫不和,故生于冷热。阴气虚,卫气独行于阳,不入于阴,故不得眠。若心烦不得眠者,心热也。若但虚烦,而不得眠者,胆冷也。"指出不寐由脏腑功能失调与营卫不和引发。

唐·孙思邈的《千金翼方》选用温胆汤治疗火病后虚烦不眠,其方药遣用之根本病机也为胆冷、胆寒不得眠也。王涛的《外台秘要》中指出:"虽复病后仍不得眠者,阴气未复于本故也。"阐明热病后阴血耗损也是引起不寐常见原因之一。

宋·许叔微的《普济本事方》从肝论述了不寐的病因病机:"平人肝不受邪,故卧则魂归于肝。

至金元时期,张子和在《儒门事亲》中首次将"不寐"作为单独一证而不是附于伤寒、虚劳之后进行论述,此举为后世对于不寐病证认识的发展与深化,奠定了良好基础。

如明·汪绮石结合自己的临床经验,提出不寐初起多由心肾不交所致。认为心主血而藏神，肾主志而藏精，并以心肾功能及其相互关系阐释了精、气、神三者之间的关系，提出了"安神必益其气，益气必补其精"的治疗法则，其对于虚证不寐的辨证治疗经验，至今仍有重要的临床意义。

清·张聿青认为不寐证病机总不离阴阳水火之交济，而阴阳水火不能交济，或由于上下相离，即阳火不降，阴水不升，除心肾之虚外又多与肝胆之气的升降有关；或由于上下交通之路被阻，多由腑气不通或湿痰中阻，其枢在胃，并据此提出了"降气、潜阳、通腑、化痰"的不寐证治疗方法，至今仍广泛的指导着临床实践。

二、诊断依据

不寐是指脏腑功能紊乱，气血亏虚，阴阳失调，导致不能获得正常睡眠，西医的神经衰弱及许多慢性病中出现失眠者，均可参照本证辨证论治。

【诊断依据】

（1）轻者入寐困难或寐而易醒，醒后不寐，重者彻夜难眠。

（2）常伴有头痛，头昏，心悸，健忘，多梦等症。

（3）经各系统和实验室检查未发现异常。

三、病因病机

人之寤寐由心神所控，而营卫阴阳的正常运作是保证心神调节寤寐的基础。每因饮食不节，情志失常，劳倦、思虑过度及病后、年迈体虚等因素，导致心神不安，神不守舍，不能由动转静而致不寐病证。由此可见，不寐的病因虽多，但其病理变化，盖因情志失畅、劳逸失度，久病体虚、饮食不节等导致机体阴阳失交、阳不入阴而成。

1. 情志不遂，肝胆失职

恼怒伤肝，肝失条达疏泄之职，郁而化火，或酒食不节，浊热聚于肝，蕴积化火。卒然受惊，气陷胆伤，决断无权而出现惊恐不能入睡。如《沈氏尊生书·不寐》言："心胆俱怯，触事易惊，梦多不祥，虚烦不眠。"

2. 思虑太过，劳伤心脾

思虑劳倦，伤及心脾、脾气虚弱，气血生化之源不足，血不养心，心神不安而出现不眠。如《类证治裁》所言："思虑伤脾，脾血亏损，经年不寐。"且烦劳伤心，心火独盛或热病后期，余热未清，心神不守而出现不眠、多梦。

3. 饮食不节，脾胃失和

饮食不节或嗜食肥甘，聚湿酿痰，痰蕴化而为热；或邪热侵袭入里，灼津炼液成痰。

4. 素体虚弱，肾精亏虚

劳倦内伤，肾阴匮乏于下，不能上济于心，心火独亢于上，不能下交于肾，心肾水火不能相济出现入睡困难，如《古今医统》言："有因肾水不足，真阴不升，而心火独亢，不得睡眠者。"

四、中医治疗

（一）辨证论治

1. 肝火扰心证

症状：不寐多梦，甚则彻夜不眠，急躁易怒，伴头晕头胀，目赤耳鸣，口干而苦，不思饮食，便秘尿赤，舌红苔黄，脉弦而数。

治法：疏肝泻火，镇心安神。

方药：龙胆泻肝汤加减。（龙胆草、黄芩、栀子、泽泻、车前子、当归、生地、柴胡、甘草、生龙骨、生牡蛎、磁石）

2. 痰热内扰证

症状：心烦不寐，胸闷脘痞，泛恶嗳气，伴口苦，头重，目眩，舌偏红，苔黄腻，脉滑数。

治法：清热化痰，和中安神。

方药：黄连温胆汤加减。（半夏、陈皮、茯苓、枳实、黄连、竹茹、龙齿、珍珠母、磁石）

3. 心脾两虚证

症状：不易入睡，多梦易醒，心悸健忘，神疲食少，伴头晕目眩，四肢倦怠，腹胀便溏，面色少华，舌淡苔薄，脉细无力。

治法：补益心脾，养血安神。

方药：归脾汤加减。（人参、白术、甘草、当归、黄芪、远志、酸枣仁、茯神、龙眼肉、木香）

4. 心肾不交证

症状：心烦不寐，入睡困难，心悸多梦，伴头晕耳鸣，腰膝酸软，潮热盗汗，五心烦热，咽干少津，男子遗精，女子月经不调，舌红少苔，脉细数。

治法：滋阴降火，交通心肾。

方药：六味地黄丸合交泰丸加减。（熟地黄、山萸肉、山药、泽泻、茯苓、丹皮、黄连、肉桂）

5. 心胆气虚证

症状：虚烦不寐，触事易惊，终日惕惕，胆怯心悸，伴气短自汗，倦怠乏力，舌淡，脉弦细。

治法：益气镇惊，安神定志。

方药：安神定志丸合酸枣仁汤加减（人参、茯苓、甘草、茯神、远志、龙齿、石菖蒲、川芎、酸枣仁、知母）

（二）心理治疗

1. 言语疏导

详细了解患者深层次的心理问题，分析引起失眠的原因，针对引起失眠的各种原因进行解释疏导，使失眠患者逐渐理解失眠的原因和性质，树立其战胜疾病的信心，消除心理障碍，增强适应能力，重建顺应社会和自身特点的行为模式。

2. 认知—行为疗法

认知—行为疗法主要针对导致失眠的长期维持因素。通过进行健康睡眠卫生习惯教育和合理睡眠观念的建立，改变非适应性的睡眠方式，减少自主唤醒和认知唤醒，根本改正关于睡眠的不良信念和态度，达到治疗目的。主要方法如下。

（1）刺激控制疗法：该方法认为睡眠的过程能够使患者建立一种对卧床时间和睡眠环境之间的条件反应。因此，治疗核心就是训练患者把入睡与卧床时间和睡眠环境等因素重新建立联系，恢复卧室作为诱导睡眠信号的功能，并减弱和睡眠不相容活动的联系，减少对睡眠内源性唤醒的刺激，使患者易于入睡，主要步骤包括睡眠教育、自我监测和特殊指导等。

（2）睡眠限制疗法：主要针对必要的睡眠时间调整卧床时间，卧床时间被限制后，造成轻度的睡眠剥夺，以增加睡眠的压力进而提高睡眠效率（总睡眠时间/卧床时间×100%），即减少患者卧床期间的非睡眠时间，提高睡眠有效率，此疗法主要适用于心理生理性失眠。

（3）认知疗法：主要针对负性自动思维和错误认知进行纠正。具体即运用心理学方法，发现并纠正改变患者睡眠状态的心理认知（信念、预期和归因等）和不适当的认知进程（过度自我关心、担忧等）。患者多由于在失眠这一既定前提下，产生疲劳感和情绪改变等过度不适，进而触发恐惧和焦虑等情绪反应，最终导致形成同正常睡眠之间的矛盾而出现慢性失眠。对特定的不合理睡眠认知进行矫正，通过认知重构技术，如再归因训练、假设检验、再评价、注意转移等技术，使患者重新形成更具适应性的态度。

（4）放松治疗：放松治疗是基于对如下现象的观察，即高唤醒水平。无论是在白天和夜晚都会对睡眠形成明显干扰。渐近放松这一类方法，主要是为了减轻患者的心身功能紊乱的症状，降低患者的心理或心理生理唤醒水平。但对于难以维持和难以集中注意力者，这种方法效果不好。具体方法包括认知或冥想放松法、腹式呼吸放松法、渐进性肌肉放松法等。

（三）针灸治疗

1. 针刺治疗

本病的治疗重在安神，而神门乃心经原穴，针之可调心宁神；三阴交能协调足三阴经之经气，使气能化血，血能养心，心能藏神；风池能平息肝风，清头目；内关能理气宽胸，和胃止呕。故以神门、三阴交、风池、内关为主穴，结合辨证配穴，如肝郁气滞者配肝俞、太冲；心脾两虚者配心俞、脾俞；肝肾阴虚者配肝俞、太溪。以上诸穴均采用补法或平补平泻手法，针刺手法不宜过强，每日针 1 次，留针 30 分钟，10 次为 1 个疗程。

2. 耳穴贴压

用火柴头在耳部相应穴位上按压找到敏感点，以胶布粘贴王不留行籽对准耳穴贴压。临床上可按照辨证论治的原则，分型选穴治疗：心脾两虚型取心、神门、枕、脾、交感；阴虚火旺型取心、神门、交感、肾、脑点；胃腑不和型取心、神门、枕、脾、胃；肝火上扰型取肾、肝胆、交感。选定穴位后，每日按压 2 ~ 3 次（睡前 1 次），逐穴按压 20 分钟，隔日更换，每次按压一侧耳穴，两耳交替使用，3 日为 1 个疗程。

3. 灸法治疗

灸法是应用艾灶、艾条或艾绒等在穴位上或患处烧灼或熏灼，借其温热效能，通过经络的作用来治疗疾病的一种方法。不寐证的灸治法有多种，如艾条灸的温和灸或雀啄灸，艾灶灸的直接灸或隔姜灸，用艾绒或温灸器的温针灸等。一般多选心俞、照海、百会、涌泉等穴位为主穴，配以辨证论治，多有良效。

五、案例导引

【案一】七情抑郁，思虑伤脾，心营耗散，气郁不舒，以致不寐。胆怯惊疑不定，肝木作胀，时时哕气，脉形弦细，此痼症之机。能抒怀抱，戒烦恼，服药方许奏效。用加味归脾法。加味归脾汤组成：制于术、炙甘草、木香、山栀、远志、西党参、柏子霜、茯神、郁金、龙眼。（选自《清代名医何书田医案》）

【案二】某女，学生，18岁，1994年4月16日初诊。平素自尊心较强，1年前高考落榜，惭愧难当，久思不解，整天不出门，闷闷不乐，继而彻夜不寐，神志混乱，视人呆滞，食时欲恶。1年多来多方求医，见效不显。舌质淡，苔白，脉细弦。此症乃思虑过多，心神错乱则神志异常，治以养心健脾、佐以安神之法，并嘱其调和情志以善后。处方：小麦30g，陈皮5g，半夏15g，谷芽30g，生香附15g，朱茯苓15g，白芍20g，大枣5枚，甘草5g。二诊：夜寐转安，惟多梦，恶已止，续守原意治之。前方加柏子仁15g，7剂。（陈击右.钟一棠治疗情志病验案选[J].中医临床杂志，2004，16：210-211.）

第四节 百合病

一、病名由来

百合病的病名，首见于张仲景的《金匮要略·百合狐惑阴阳毒病脉证并治》，其中对于百合病的症状有了具体描述："百合病者，百脉一宗，悉致其病也。意欲食，复不能食，常默默，欲卧不能卧，欲行不能行；饮食或有美时，或有不欲闻食臭时；如寒无寒，如热无热；口苦，小便赤，诸药不能治，得药则剧吐利。如有神灵者，而身形如和，其脉微数。"对于百合病的病因病机，张仲景认为该病以阴虚为本，阴虚内热，加之邪气内扰而发病。

隋·巢元方在《诸病源候论·伤寒百合候》中对于百合病的病因病机有所论述，"百合病者……多因伤寒虚劳，大病之后不平复，变成斯病也"，认为本病由热病后余邪未尽而引起。

明·赵以德《金匮方论衍义》中指出，百合病"情志不遂，或因离绝苑结，或忧惶煎迫。"指出百合病的病因多为强烈的精神刺激所致，通过其描述发现病因与现代医学精神疾病相同。

清代医家对百合病的认识比前人更为深入，基本抓住了百合病的实质。如清·尤在泾认为本病见症虽多，"全是恍惚去来，不可为凭之象"，唯"口苦、小便赤、脉微数"为凭。张璐《张氏医通》亦认为本病多由思虑伤脾，脾阴受困，厥阴之火尽归于心，扰及百脉而致病。王孟英《温热经纬》则谓本病多系余热逗留肺经，但不一定皆在疫病之后，"凡温、暑、湿、热诸病之后皆有之"，其病理机制为"肺主魄，魄不安则如有神灵"。张璐对病久气阴两伤者，于仲景治法之外，另立生脉散一方，并谓养心宁神之品，亦可斟酌病情进行加减；热盛者兼用左金丸以折之；王孟英则主张以平淡之剂清其余热。

二、诊断依据

百合病是一种精神恍惚，萎靡，自言自语，行卧、饮食、寒热均不能自主，以及口苦、尿黄，脉象微数为主要临床表现的疾病。多见于现代医学的神经衰弱、癔症、精神分裂症以及感染性疾病病后机体功能失调的综合征等，凡具有本病特点者，均可参考本病辨治。

【诊断依据】

（1）精神症状明显，患者主诉较多，但无客观体征可查。在出现精神恍惚，默默无语、欲行不能行、欲卧不能卧，如寒无寒、如热无热、食欲时好时差等莫可名状的自觉症状的同时，兼有口苦、尿赤、脉微细数等症状。

（2）多继发于急性热病之后，或因在较长时间内情志失畅而发病。

（3）病程较长，病势缓慢。

（4）一般体格检查及实验室检查无异常发现。

三、病因病机

百合病病位在心肺，其所涉及范围甚广，但究其源，大多为邪热内伏。其病因为外感热病，余热未尽，或思虑无穷，所愿不遂，或因久病积劳，津亏血燥等。其病机特点为邪热灼伤心肺，肺阴伤而治节失司，心阴亏虚，虚热内扰而心神失守，百脉失调而脏腑不和。本病实少虚多。

1. 外感热病，余热留恋

外感热病，或壮热虽退而余热未清，阴液耗损，或误治汗吐下后，丢失津液更伤阴血。温热之邪扰心灼肺，肺阴既伤则治节无权，心阴不足无以养神，肺朝百脉，百脉通于心。如《医宗金鉴》所说"百脉周于身，脉病则身病，故身形如和不和"，而出现恍惚无凭，来去无定之症。又如《金匮要略浅注补正》云：百合病"因伤寒余邪流连阳经，而浸淫各脏腑之阴。"心肺之阴被灼，内有郁结之热，故口苦、尿赤而脉数。

2. 情志郁结，郁火内扰

清代《百合病赘言》称："百合病为心神涣散之病，主要由情志刺激而致。"平素多虑，忧思难解，抑郁寡欢，情怀不乐，或境遇不谐，怅恨难释，郁火内生，灼伤心肺。《张氏医通》中有"平时思虑伤脾，脾虚受困，而厥阳之火尽归于心，扰其百脉致病，病名百合"之说。赵以德在《金匮方论衍义》中云："病从心生，或因情欲不遂，或因离绝菀结，或困扰怕煎迫致二火郁之所成。"均阐述了五志之火均伤心肺之阴而引起本病。

3. 久病积劳，津亏血燥

大病久病或久虚积劳，易损诸脏元气，气为血帅，元气亏虚，致津血运行乏力，津亏液少或阴虚血燥，心肺无以滋养，神魄失守，百脉无以濡润，虚热内生，脏腑不和，诸症由生。《张氏医通》指出："百合病……百脉一宗，举身皆病……由大病虚劳之后，脏腑不调所致。"

四、中医治疗

（一）辨证论治

1. 阴虚内热

症状：精神、饮食、行动有异于常人，如时而饮食不纳，时而又觉饮食甘美，或意欲进食，一旦食至，却又不能食；常沉默寡言，甚或不通问答；或欲卧而不能卧，或欲行而不能步；或自觉发冷或发热，实则无寒无热；口苦、舌红、小便短赤，脉微数。

治法：清心润肺。

方药：百合地黄汤加味（百合、生地黄）

2. 痰热内扰

症状：精神、行动、饮食皆失常态；头痛而胀，心中懊侬，卧寝不安，面红，舌尖红，苔薄黄微腻，脉滑数。

治法：清化痰热。

方药：苇茎汤加减（苇茎、桃仁、冬瓜子、薏苡仁）

3. 心肺气虚

症状：精神、行动、饮食皆若不能自主，自汗、头昏、短气、乏力，少寐或多寐而睡不解，舌淡、有齿痕、脉弱，两寸脉来模糊。

治法：益气安神。

方药：甘麦大枣汤（甘草、淮小麦、大枣）

（二）心理治疗

1. 暗示疗法

针对困扰患者诸多躯体症状，采用医疗性暗示疗法，给予其无实际药效的药物的同时，结合言语暗示进行治疗。向患者讲解脏躁产生的原因及症状与心理因素的关联性，通过言语暗示诱导，使其对其病情有所了解，明白把握和控制自己心理状态的重要性，从而消除不必要的担忧或对病情的恐惧。

2. 宣泄疗法

采用宣泄疗法，引导其详细述说与症状相关的诱发性生活事件内容，尽情发泄对此的感受和体验，使其释放情绪，缓解困惑及痛苦。

（三）针灸治疗

1. 体针治疗

本病以养心安神为主。根据辨证选取所属经脉原穴或背俞穴，毫针刺用补法或平补平泻法，或针灸并用。取穴：神门、三阴交；心肺气虚配心俞、肺俞、厥阴俞，心肾不交配心俞、肾俞、太溪；痰热内扰配肺俞、脾俞、丰隆。

2. 耳针治疗

取耳穴神门、心、肺、脑、下脚端。方法：每次取 2～3穴，捻转中刺激，留针 2 分钟。

（四）推拿治疗

取穴：百会、身柱、至阳、命门、膻中、中脘、气海、心俞、肺俞、肝俞、肾俞、足三里、环跳、三阴交、太冲、涌泉。

以推法、揉法、按法（包括点法、压法）为主。

操作程序：①患者俯卧，术者站在其右侧，术者用双手掌根部在脊柱两侧从肩部开始，由上而下成直线按推至两侧足跟，反复3～5遍；双手掌在脊柱两侧按揉背、腰部5～6遍；双手掌根部相叠，沿督脉路线按揉5～6遍；指压身柱、至阳、命门，指揉压心俞、肝俞、脾俞、肾俞、肺俞；然后手掌或肘部按揉臀部，指压环跳，揉拿大、小腿后侧，压涌泉。②患者仰卧，术者双手掌从患者两侧锁骨下开始，沿足阳明胃经路线向下按推至足尖5～6遍；手掌按揉胸大肌，指压膻中；波形揉捏腹部5～6遍，两手拇指齐压中脘与气海；揉拿大腿内外侧，指压足三里、三阴交、太冲。③患者正坐，术者指压患者百会、风府、风池，拇指与其他四指分开捏肩井数遍，两手拇指齐压曲池与合谷。每次治疗4分钟，每天1次。

五、案例导引

【案一】王某，女，13岁，学生。1996年4月15日在看解剖尸体时受惊吓，随后因要大便跌倒在厕所内。经扶起抬到医院治疗，据代诉查无病，到家后颈项不能竖起，头向左右转动，不能说话，问其痛苦，亦不知答，曾用镇静剂二日无效，转来中医诊治。患者脉浮数，舌赤无苔，无其他病状，当即从"百合病"治，用百合7枚，知母4.5g。服药一包后，颈项已能竖起十分之七，问她痛苦，亦稍知道一些，左右转动也减少，但仍不能说话，再服一剂，颈项已能竖起，不向左右转动，自称口干燥大渴，改用瓜蒌牡蛎散（瓜蒌、牡蛎各9g），服一剂痊愈。〔徐光星，何若苹，何任.百合病方证与临床——《金匮要略》方证与临床系列之四[J].浙江中医杂志，2009，44（05）：313-315.〕

【案二】李某，男，60岁，农民。2012年7月23日初诊，1年前因琐事与家人争吵，遇车祸惊吓（未受外伤）后，出现情绪低落，悲伤欲哭，心中懊憹，头痛而胀，卧寝不安，每天睡眠少于5小时。西医拟诊神经官能症，给予多赛平、谷维素口服治疗，症状稍有改善。近2月症状加重，并出现行为异常，伴乏力，动则汗出，求诊于中医。诊见：患者情绪低落，饥不欲食，口渴，小便赤，大便干燥，舌红、少苔，脉滑数。诊为郁证，治以安神定志，清解郁热。处方：柴胡、白芍各12g，淡竹叶、车前草、麦冬、黄芪、白术、酸枣仁、合欢皮、夜交藤、栀子、神曲、龙胆草各15g，黄连10g，远志、川楝子、甘草各6g，炒麦芽20g，水牛角（另包）30g。10剂。服用后纳增，乏力症状改善，汗出减轻，但心中懊憹，头痛而胀依旧，夜寐不安，遇事加重，喜叹息。考虑为百合病，治以养阴补虚，清热润燥，养心安神。方选百合地黄汤加减，药用：野百合、浮小麦各30g，生地、钩藤、合欢皮、竹茹、莲子、麦冬、石菖蒲、郁金各15g，知母、酸枣仁、茯神、牛膝各10g，柴胡、白芍12g，川楝子、琥珀（冲服另包）各6g，栀子9g，煅龙骨（先煎另包）、女贞子、墨旱莲、炙甘草、珍珠母（先煎另包）各20g，大枣5枚。每日1剂，连服1个月。诸证皆除，睡眠质量好转，睡眠时间每日6~7小时。〔董海城，朱世峰.百合病治验一得[J].浙江中医杂志，2013，48（5）：342.〕

第五节 梅核气

一、病名由来

梅核气作为病名首见于宋·朱肱的《南阳活人书》："梅核气……塞咽喉，如梅核絮样，咯不出，咽不下"，即指患者自觉咽中似有异物梗阻，咯之不出，咽之不下，但无吞咽受阻的病证。

早在张仲景时期，虽未明确提出此病名，但在《金匮要略·妇人杂病脉证并治》篇中指出："妇人咽中如有炙脔，半夏厚朴汤主之"，后人多宗其法，以此方治疗梅核气。

隋·巢元方在《诸病源候论·妇人杂病证候》云："此是胸膈痰结，与气相搏，逆上咽喉之间，结聚状如炙肉之炙脔也。"

唐·孙思邈在《千金要方》中也有同样的描述："胸满心下坚，咽中贴贴如有炙肉，咽之不出，吞之不下。"

明·孙一奎的《赤水玄珠·咽喉门》中："梅咳气者，喉中介介如梗状。"龚信《古今医鉴·梅核气》："梅核气者，窒碍于咽喉之间，咯之不出，咽之不下，核之状者是也。始因喜怒太过，积热蕴隆，乃成厉痰郁结，致斯疾耳"，指出本病因情志郁结，痰气凝滞所致。

清·陈修园在《女科·要旨·杂病》更是明确指出："俗谓之梅核气，多得于七情郁气。"同一时期，沈金鳌在《杂病源流犀烛》也云："七情气郁结成痰涎，随气积聚，坚大如块，在心腹间，或塞咽喉如梅核粉絮状，咯不出、咽不下。"

至此可见，对于梅核气的症状及病机认识，自汉初以降，历代医家虽对此有所论述及发展，但无逾藩篱者，即梅核气由七情所伤，内关五脏，多由情志抑郁、痰气交阻于胸膈咽喉所致。

二、诊断依据

梅核气是因情志波动，气机不畅所致，以咽中似有梅核阻塞感为特征的疾病。多见于西医的咽喉神经官能症。

【诊断依据】

（1）以咽中似有梅核或炙脔，或其他异物梗塞感，并随情志波动而发作为主要症状。

（2）一般见于成人，多见于女性。

（3）对咽喉、食道及其他有关器官检查，均无器质性病变。

三、病因病机

本病多由情志不畅，肝气郁结，循经上逆，结于咽喉或乘脾犯胃，运化失司，津液不得输布，凝结成痰，痰气结于咽喉引起。初起多以肝郁为主，易兼化火伤阴，多属实证，病久易由实转虚，而变生诸证。

1. 七情不节，肝失畅达

情志不遂，郁怒伤肝，肝气不得疏泄，气机不畅，循经上逆咽喉，壅聚咽喉而发本病。也有妇人经断前后时，肝气失疏泄条达，易使气滞痰凝，而发梅核气。

2. 思虑过度，劳伤肺脾

思虑过度，悲哀伤肺，思则伤脾，附加饮食不节，劳倦失度，或先天禀赋不足，素体脾虚，后天生化乏源，致肺脾两伤，肺失宣降，脾失健运，水湿内停，聚湿生痰，上循咽喉而发。

四、中医治疗

（一）辨证论治

1. 肝郁气滞证

症状：咽喉有异物感、咽之不下、咯之不出；吞咽无妨，情志不畅加重，伴精神抑郁，胸胁胀满，舌质暗、苔薄，脉弦。

治法：疏肝理气、行气导滞。

方药：柴胡疏肝散。（柴胡、川芎、陈皮、枳壳、白芍、香附、甘草）

2. 肺热阴虚证

症状：咽喉略红微痛，干咳少痰，烦热盗汗，舌红、苔薄黄，脉细。

治法：滋阴润肺，清热化痰。

方药：养阴清肺汤。（生地、麦冬、玄参、贝母、丹皮、薄荷、白芍、甘草）

3. 脾虚痰聚证

症状：咽喉梗阻、痰多而黏、咯吐不出、胸闷不畅、舌苔厚腻、脉弦滑。

治法：健脾理气，降逆化痰。

方药：半夏厚朴汤。（厚朴、苏叶、生姜、半夏、茯苓）

（二）心理治疗

1. 暗示疗法

医生通过与患者多次交谈，和对其进行细致的检查，让患者相信其并无严重或者难治性疾病，以语言暗示患者所用药物疗效肯定，服用后会很快有明显的效果，使其能够较积极的接受治疗。另外，此种疗法对于由明显心理或情志导致而药物治疗无效的患者，可采用食管镜检查的暗示，以消除其疑病心理，效果良好。

2. 移情易性

梅核气患者性格多抑郁焦虑、多愁善感，疑病倾向明显，因此，应多引导患者参加各种文体活动，调畅情绪，将注意力转移到日常生活中，如按照个人兴趣爱好选择读书、绘画等富有生活乐趣的活动，或鼓励病人参加体育锻炼及有益身体健康的活动，如太极拳等，既可强体，又能怡情，分散患者对疾病的注意力，忘记异物感的存在，可收到事半功倍之效。

（三）针灸治疗

主穴：天突、合谷、照海。

配穴：痰气互结者加膻中、丰隆、足三里；肝郁气滞者加内关、阳陵泉、太冲。

操作：选用 30 号 1.5 寸规格毫针快速刺入皮下，直刺约0.2 寸，当针尖超过胸骨柄内缘后，调节针尖向下，沿胸骨柄后缘、气管前缘缓慢刺入 0.5～1.0 寸，捻转得气后不留针。合谷、膻中、内关、阳陵泉、太冲行常规针刺泻法，照海、足三里针用补法，行针 2 分钟后留针 30 分钟，留针期间每隔 10 分钟行针 1 次以加强针感。每日 1 次，10 天为 1 个疗程。

（四）推拿治疗

梅核气多由情志不舒，气机郁滞而致病，临床多以胸部窒闷，胁肋胀痛，咽中如有异物梗阻等为主要表现。因此，按摩胸、背部和点按中脘穴，掐、捏肝、胃二经诸穴，能使上逆之气，得以下降，畅通胸腔郁滞的气机，再通过按摩咽喉部通畅气道，消除异物感，使体内之气得以恢复正常运行而达到治疗目的。

主要步骤：①医者站于患者侧后，以一手掌置于患者肩部，另一手置于背部上方大椎穴处，自上而下沿背部揉摩至下方，到至阳穴处止，均匀而有节律的反复操作 3～5 分钟；②嘱患者仰头，暴露咽喉部，医者站其前侧以一手掌置于患者后脑部，另一手置于咽喉部，由上而下及由下而上按摩各 3 分钟；③医者立于患者头顶前方，以两手拇指分置胸骨旁两侧俞穴处，其余两手指环抱胸部两侧，沿肋间隙自内向外分推至腋中线，由上向下至季肋 5 分钟。施以点按法按压中脘穴二十余次。

五、案例导引

【案一】操持过度，抑郁伤肝，肝脏厥阴之气，由胃系上升于喉，喉间不利状如物堵，咯之不出，咽之不下。书云梅核气是也。速当扫尽尘氛，自开怀抱，庶可与药饵并济。菱皮、苏梗、贝母、桑叶、丹皮、昆布、射干、绿海粉（半夏曲一种，用治沉疴积痰）、橄榄核、陈皮、半夏、杏仁。（选自《赵海仙医案》）

【案二】张某，女，51岁，平素经常头晕，寐少纳差。近觉吞咽不利，咽部有堵塞感，疑为食管癌，经钡餐透视检查，食管、胃肠无器质性病变。又疑为喉癌，五官科检查，亦未发现异常，便服中药汤剂治疗症状不减，乃就诊于余。患者感咽中不适，如有物梗阻，咯之不出，咽之不下，如噎如膈，胸中窒闷，胁痛，咳嗽咯痰，舌淡苔薄白，脉弦涩。治宜调气解郁，祛痰活血，拟癫狂梦醒汤加减。处方：桃仁18g、制香附12g、青皮6g、柴胡10g、制半夏10g、木通9g、陈皮6g、白茯苓12g、赤芍10g、厚朴12g、苏叶6g、炙甘草12g。服3剂而咽中舒适，食可下咽，又连服5剂而愈。（李怀民，癫狂梦醒汤临证新用.甘肃中医学院学报[J]，2006，2，42-43）

【案三】马某，女，34岁，1991年5月31日初诊。患者性情抑郁，去年夏日大渴饮冷后即出现咽喉不适，常有白黏痰阻之，饮水稍多即恶心欲呕。曾服用中西化痰消炎药物，黏痰渐消，但他症如旧。近两月来诸症加重，咽部不适，如有物阻，吐之不出，咽之不下，腹胀，纳呆，恶心，口干不欲饮，乏力，小便黄赤，大便不爽，舌暗红，苔黄浊腻，脉细滑。曾服用半夏厚朴汤加行气导滞药二十余剂罔效。遂延路老诊治。路老辨证属气郁不舒，饮冷伤湿，蕴久化热，上干咽喉治以芳香化浊，清泄湿热，理气解郁。处方：藿荷梗各9g、杏苡仁各10g、绵茵陈12g、云苓15g、姜半夏9g、川厚朴10g、苏梗12g、佛手9g，6剂。1991年6月7日二诊：药后诸症均减，咽部轻度堵闷，口干而思饮，腹胀，纳呆，尿黄，大便正常。舌红苔薄黄微腻，脉细滑。此为湿热未尽，而现阴伤之象。继宗前法佐以醒脾益阴。处方：藿荷梗各10g、杏苡仁各9g、太子参12g、麦冬 12g、姜半夏 9g、川厚朴 9g、白扁豆 15g、谷麦芽各 15g、佛手 9g，7 剂。6 月 14 日来院告之，上药服完，诸症皆失。（刘兴山，徐庆会.路志正治疗梅核气验案四则[J].北京中医杂志，1992，5：3.）

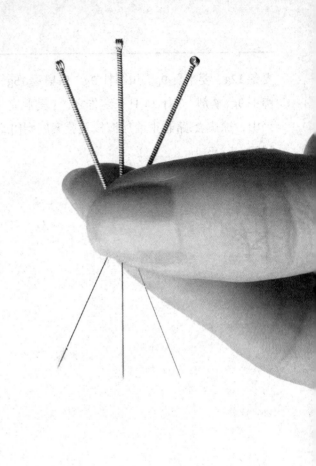

参考文献

[1]周楣生.针灸穴名释义[M].合肥：安徽科学技术出版社.1985.

[2]蒋萃,翟佳丽,邓竹青.十三鬼穴的临床应用及评述[J].中医药导报,2010,16(02):1-3.

[3]高式国.针灸穴名解[M].北京：人民军医出版社.2012.

[4]柴铁劬.针灸穴名释义[M].上海：上海科学技术文献出版社.2009.

[5]何颖.十三鬼穴浅析[C]//广东省针灸学会第十一次学术研讨会论文汇编.广州,2010:463-465.

[6]马红青,聂道芳,董晓夫,等.鬼穴治疗精神情志病的机理探微[J].针灸临床杂志,2007(08):59-60.

[7]佚名氏.针灸快捷方式[M]//郑金生.海外回归-中医善本古籍丛书.北京：人民卫生出版社.郑金生主编,第十二册.90-91.

[8]刘清森.扁鹊"十三鬼穴"临床应用[J].上海针灸杂志,1996(S1):416-417.

[9]田从豁.古代针灸医案释按[M].上海：上海中医药大学出版社.1997:131-138.

[10]高新彦,韩丽萍.古今名医医案赏析[M].北京：人民军医出版社.2005:140-141.

[11]萧少卿."十三鬼穴"治愈癫痫病的病例介绍[J].江苏中医,1957(04):37-39.

[12]高平洋.用孙真人十三鬼穴治妊娠癫痫 1 例[J].上海针灸杂

志,1996(S1):293-294.

[13]冷君.十三鬼穴为主治疗癔症临床应用[J].山东中医杂志,1999(05):23-24.

[14]沈渔邨.精神病学[M].北京：人民卫生出版社.2005：611-617.

[15]方安明,曹新超."十三鬼穴"治疗幻觉症 1 例[J].陕西中医,1998(06):265.

[16]高宇飞,万裕萍,徐骁.针刺十三鬼穴治疗中风后失眠的临床观察[J].湖北中医杂志,2009,31(05):24-25.

[17]任云锋,胡雨华.针刺十三鬼穴治疗中风后失眠的临床研究[J].陕西中医药大学学报,2017,40(03):32-34.

[18]李丽春.从阴阳跷脉谈针刺治疗不寐与多寐症[J].江西中医药,2008(09):51.

[19]董洪英,刘公望.刘公望以十三鬼穴为主治疗精神情志病验案四则[J].中国针灸,2005,25(S1):37-39.

[20]董洪英,王秀云,刘公望.刘公望教授以十三鬼穴为主治疗精神情志病症验案举隅[J].天津中医药,2009,26(01):7-8.

[21]周立志.针刺治疗梦魇症案[J].中国针灸,2004(09):75-76.

[22]王宇.针刺十三鬼穴治疗难治性抑郁症[J].中医文献杂志,2007(03):62-63.

[23]李春琴,赵红.针灸海泉穴为主治疗抑郁症 1 则[J].吉林中医药,2012,32(04):413.

[24]丁德正.试析百合病及其治疗[J].河南中医,2011,31(08):831-832.

[25]郝晋东.针刺十三鬼穴的临床急救体会[J].中国中医急症,2006(10):1161-1162.

[26]金孟梓.耳尖少商放血治疗流行性腮腺炎疗效观察[J].江西

中医药,2006(12):60.

[27]张忠仁.劳宫,涌泉放血治疗晕厥证的体会[J].江西中医药,1991(04):56.

[28]赵树玲,于德茹,林发亮.泻大陵、水沟治疗口臭 27 例[J].中国针灸,2004(06):65.

[29]孙思邈.千金要方[M].沈阳：辽宁科学出版社.1997.

[30]孙思邈.千金翼方[M].北京：人民卫生出版社.1955.

[31]张介宾.类经图翼[M].北京：人民卫生出版社.1980.

[32]皇甫谧.针灸甲乙经[M].北京：人民卫生出版社.2006.

[33]徐凤.针灸大全[M].北京：人民卫生出版社.1987.

[34]汪机.针灸问对[M].南京：江苏科学技术出版社.1985.

[35]高武.针灸聚英[M].天津：天津科学技术出版社.1985.

[36]杨继洲.针灸大成[M].北京：中国中医药出版社.1999.

[37]何伶俐.神经衰弱和抑郁症概念发展中的文化分歧[D].南开大学,2013.

[38]姜乾金.《医学心理学》[M].北京：人民卫生出版社，2005.

[39]张丽萍.《现代中医情志学》[M].北京：中国医药科技出版社，2011.

[40]赵永厚，蔡定芳.《中医神志病学》[M].上海：上海中医药大学出版社，2009.

[41]何裕民.《中医心理学临床研究》[M].北京：人民卫生出版社.2010.